U0335244

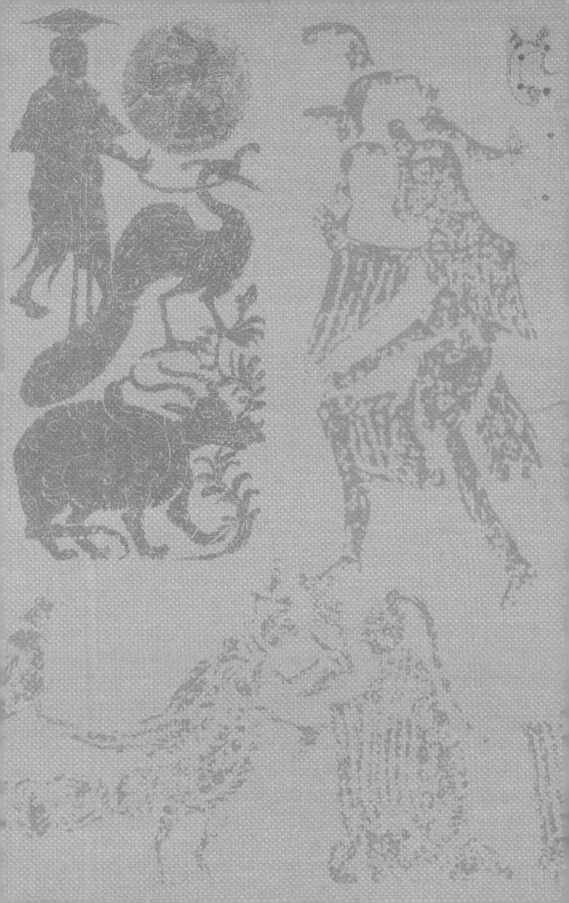

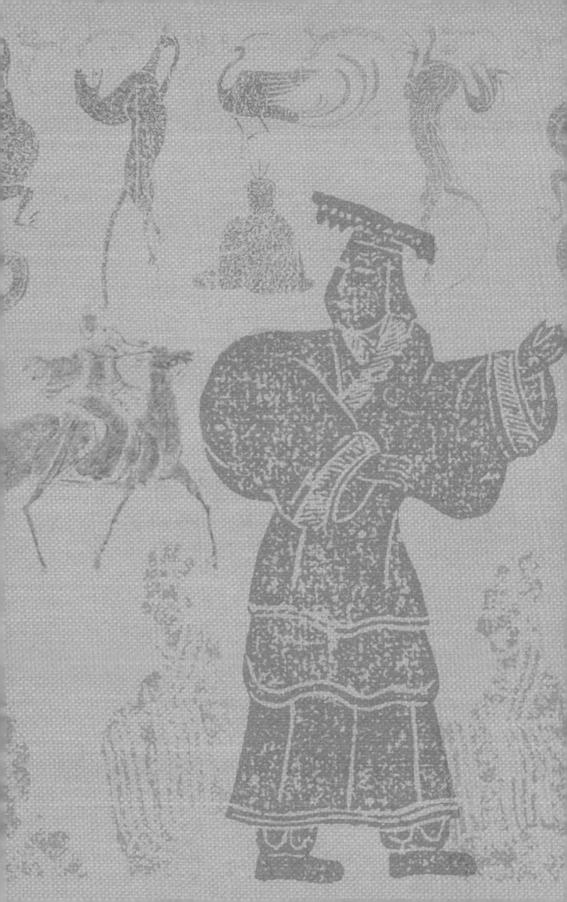

中国古医籍整理丛书

针 灸 全 生

清·萧福庵 辑撰

梁繁荣 陈 莹 刘 奇 校注

中国中医药出版社

·北 京·

图书在版编目（CIP）数据

针灸全生/（清）萧福庵辑撰；梁繁荣，陈莹，刘奇校注.
—北京：中国中医药出版社，2015.12（2020.6重印）
（中国古医籍整理丛书）
ISBN 978 − 7 − 5132 − 2922 − 7

Ⅰ.①针… Ⅱ.①萧… ②梁… ③陈… ④刘… Ⅲ.①针灸疗
法 – 中国 – 清代 Ⅳ.①R245

中国版本图书馆 CIP 数据核字（2015）第 271670 号

中 国 中 医 药 出 版 社 出 版
北京经济技术开发区科创十三街 31 号院二区 8 号楼
邮政编码 100176
传真 010 64405750
廊坊市祥丰印刷有限公司印刷
各地新华书店经销

＊

开本 710×1000 1/16 印张 11 字数 42 千字
2015 年 12 月第 1 版 2020 年 6 月第 2 次印刷
书 号 ISBN 978 − 7 − 5132 − 2922 − 7

＊

定价 35.00 元
网址 www.cptcm.com

前　言

　　中医药古籍是传承中华优秀文化的重要载体，也是中医学传承数千年的知识宝库，凝聚着中华民族特有的精神价值、思维方法、生命理论和医疗经验，不仅对于传承中医学术具有重要的历史价值，更是现代中医药科技创新和学术进步的源头和根基。保护和利用好中医药古籍，是弘扬中国优秀传统文化、传承中医学术的必由之路，事关中医药事业发展全局。

　　1949 年以来，在政府的大力支持和推动下，开展了系统的中医药古籍整理研究。1958 年，国务院科学规划委员会古籍整理出版规划小组在北京成立，负责指导全国的古籍整理出版工作。1982 年，国务院古籍整理出版规划小组召开全国古籍整理出版规划会议，制定了《古籍整理出版规划（1982—1990）》，卫生部先后下达了两批 200 余种中医古籍整理任务，掀起了中医古籍整理研究的新高潮，对中医文化与学术的弘扬、传承和发展，发挥了极其重要的作用，产生了不可估量的深远影响。

　　2007 年《国务院办公厅关于进一步加强古籍保护工作的意见》明确提出进一步加强古籍整理、出版和研究利用，以及

"保护为主、抢救第一、合理利用、加强管理"的方针。2009年《国务院关于扶持和促进中医药事业发展的若干意见》指出，要"开展中医药古籍普查登记，建立综合信息数据库和珍贵古籍名录，加强整理、出版、研究和利用"。《中医药创新发展规划纲要（2006—2020)》强调继承与创新并重，推动中医药传承与创新发展。

2003~2010年，国家财政多次立项支持中国中医科学院开展针对性中医药古籍抢救保护工作，在中国中医科学院图书馆设立全国唯一的行业古籍保护中心，影印抢救濒危珍本、孤本中医古籍1640余种；整理发布《中国中医古籍总目》；遴选351种孤本收入《中医古籍孤本大全》影印出版；开展了海外中医古籍目录调研和孤本回归工作，收集了11个国家和2个地区137个图书馆的240余种书目，基本摸清流失海外的中医古籍现状，确定国内失传的中医药古籍共有220种，复制出版海外所藏中医药古籍133种。2010年，国家财政部、国家中医药管理局设立"中医药古籍保护与利用能力建设项目"，资助整理400余种中医药古籍，并着眼于加强中医药古籍保护和研究机构建设，培养中医古籍整理研究的后备人才，全面提高中医药古籍保护与利用能力。

在此，国家中医药管理局成立了中医药古籍保护和利用专家组和项目办公室，专家组负责项目指导、咨询、质量把关，项目办公室负责实施过程的统筹协调。专家组成员对古籍整理研究具有丰富的经验，有的专家从事古籍整理研究长达70余年，深知中医药古籍整理研究的重要性、艰巨性与复杂性，履行职责认真务实。专家组从书目确定、版本选择、点校、注释等各方面，为项目实施提供了强有力的专业指导。老一辈专家的学术水平和智慧，是项目成功的重要保证。项目承担单位山东中医药大学、南京中医药大学、上海中医药大学、福建中医药大学、浙江省中医药研究院、陕西省中医药研究院、河南省中医药研究院、辽宁中医药大学、成都中医药大学及所在省市中医药管理部门精心组织，充分发挥区域间互补协作的优势，并得到承担项目出版工作的中国中医药出版社大力配合，全面推进中医药古籍保护与利用网络体系的构建和人才队伍建设，使一批有志于中医学术传承与古籍整理工作的人才凝聚在一起，研究队伍日益壮大，研究水平不断提高。

本着"抢救、保护、发掘、利用"的理念，该项目重点选择近60年未曾出版的重要古医籍，综合考虑所选古籍的保护价值、学术价值和实用价值。400余种中医药古籍涵盖了医经、基础理论、诊法、伤寒金匮、温病、本草、方书、内科、外科、女科、儿科、伤科、眼科、咽喉口齿、针灸推拿、养生、医案医话医论、医史、临证综合等门类，跨越唐、宋、金元、明以迄清末。全部古籍均按照项目办公室组织完成的行业标准《中医古籍整理规范》及《中医药古籍整理细则》进行整理校注，绝大多数中医药古籍是第一次校注出版，一批孤本、稿本、抄本更是首次整理面世。对一些重要学术问题的研究成果，则集中收录于各书的"校注说明"或"校注后记"中。

"既出书又出人"是本项目追求的目标。近年来，中医药古籍整理工作形势严峻，老一辈逐渐退出，新一代普遍存在整理研究古籍的经验不足、专业思想不坚定等问题，使中医古籍整理面临人才流失严重、青黄不接的局面。通过本项目实施，搭建平台，完善机制，培养队伍，提升能力，经过近5年的建设，锻炼了一批优秀人才，老中青三代齐聚一堂，有效地稳定了研究队伍，为中医药古籍整理工作的开展和中医文化与学术的传承提供必备的知识和人才储备。

本项目的实施与《中国古医籍整理丛书》的出版，对于加强中医药古籍文献研究队伍建设、建立古籍研究平台，提高古籍整理水平均具有积极的推动作用，对弘扬我国优秀传统文化，推进中医药继承创新，进一步发挥中医药服务民众的养生保健与防病治病作用将产生深远影响。

第九届、第十届全国人大常委会副委员长许嘉璐先生，国家卫生计生委副主任、国家中医药管理局局长、中华中医药学会会长王国强先生，我国著名医史文献专家、中国中医科学院马继兴先生在百忙之中为丛书作序，我们深表敬意和感谢。

由于参与校注整理工作的人员较多，水平不一，诸多方面尚未臻完善，希望专家、读者不吝赐教。

国家中医药管理局中医药古籍保护与利用能力建设项目办公室
二〇一四年十二月

许 序

　　"中医"之名立，迄今不逾百年，所以冠以"中"字者，以别于"洋"与"西"也。慎思之，明辨之，斯名之出，无奈耳，或亦时人不甘泯没而特标其犹在之举也。

　　前此，祖传医术（今世方称为"学"）绵延数千载，救民无数；华夏屡遭时疫，皆仰之以度困厄。中华民族之未如印第安遭染殖民者所携疾病而族灭者，中医之功也。

　　医兴则国兴，国强则医强。百年运衰，岂但国土肢解，五千年文明亦不得全，非遭泯灭，即蒙冤扭曲。西方医学以其捷便速效，始则为传教之利器，继则以"科学"之冕畅行于中华。中医虽为内外所夹击，斥之为蒙昧，为伪医，然四亿同胞衣食不保，得获西医之益者甚寡，中医犹为人民之所赖。虽然，中国医学日益陵替，乃不可免，势使之然也。呜呼！覆巢之下安有完卵？

　　嗣后，国家新生，中医旋即得以重振，与西医并举，探寻结合之路。今也，中华诸多文化，自民俗、礼仪、工艺、戏曲、历史、文学，以至伦理、信仰，皆渐复起，中国医学之兴乃属必然。

迄今中医犹为国家医疗系统之辅，城市尤甚。何哉？盖一则西医赖声、光、电技术而于20世纪发展极速，中医则难见其进。二则国人惊羡西医之"立竿见影"，遂以为其事事胜于中医。然西医已自觉将入绝境：其若干医法正负效应相若，甚或负远逾于正；研究医理者，渐知人乃一整体，心、身非如中世纪所认定为二对立物，且人体亦非宇宙之中心，仅为其一小单位，与宇宙万象万物息息相关。认识至此，其已向中国医学之理念"靠拢"矣，虽彼未必知中国医学何如也。唯其不知中国医理何如，纯由其实践而有所悟，益以证中国之认识人体不为伪，亦不为玄虚。然国人知此趋向者，几人？

国医欲再现宋明清高峰，成国中主流医学，则一须继承，一须创新。继承则必深研原典，激清汰浊，复吸纳西医及我藏、蒙、维、回、苗、彝诸民族医术之精华；创新之道，在于今之科技，既用其器，亦参照其道，反思己之医理，审问之，笃行之，深化之，普及之，于普及中认知人体及环境古今之异，以建成当代国医理论。欲达于斯境，或需百年欤？予恐西医既已醒悟，若加力吸收中医精粹，促中医西医深度结合，形成21世纪之新医学，届时"制高点"将在何方？国人于此转折之机，能不忧虑而奋力乎？

予所谓深研之原典，非指一二习见之书、千古权威之作；就医界整体言之，所传所承自应为医籍之全部。盖后世名医所著，乃其秉诸前人所述，总结终生行医用药经验所得，自当已成今世、后世之要籍。

盛世修典，信然。盖典籍得修，方可言传言承。虽前此50余载已启医籍整理、出版之役，惜旋即中辍。阅20载再兴整理、出版之潮，世所罕见之要籍千余部陆续问世，洋洋大观。

今复有"中医药古籍保护与利用能力建设"之工程，集九省市专家，历经五载，董理出版自唐迄清医籍，都400余种，凡中医之基础医理、伤寒、温病及各科诊治、医案医话、推拿本草，俱涵盖之。

噫！璐既知此，能不胜其悦乎？汇集刻印医籍，自古有之，然孰与今世之盛且精也！自今而后，中国医家及患者，得览斯典，当于前人益敬而畏之矣。中华民族之屡经灾难而益蓄，乃至未来之永续，端赖之也，自今以往岂可不后出转精乎？典籍既蜂出矣，余则有望于来者。

谨序。

第九届、十届全国人大常委会副委员长

许嘉璐

二〇一四年冬

王 序

　　中医学是中华民族在长期生产生活实践中，在与疾病作斗争中逐步形成并不断丰富发展的医学科学，是中国古代科学的瑰宝，为中华民族的繁衍昌盛作出了巨大贡献，对世界文明进步产生了积极影响。时至今日，中医学作为我国医学的特色和重要医药卫生资源，与西医学相互补充、相互促进、协调发展，共同担负着维护和促进人民健康的任务，已成为我国医药卫生事业的重要特征和显著优势。

　　中医药古籍在存世的中华古籍中占有相当重要的比重，不仅是中医学术传承数千年最为重要的知识载体，也是中医为中华民族繁衍昌盛发挥重要作用的历史见证。中医药典籍不仅承载着中医的学术经验，而且蕴含着中华民族优秀的思想文化，凝聚着中华民族的聪明智慧，是祖先留给我们的宝贵物质财富和精神财富。加强对中医药古籍的保护与利用，既是中医学发展的需要，也是传承中华文化的迫切要求，更是历史赋予我们的责任。

　　2010年，国家中医药管理局启动了中医药古籍保护与利用能力建设项目。这既是传承中医药的重要工程，也是弘扬优秀民族文化的重要举措，不仅能够全面推进中医药的有效继承和创新发展，为维护人民健康做出贡献，也能够彰显中华民族的璀璨文化，为实现中华民族伟大复兴的中国梦作出贡献。

相信这项工作一定能造福当今，嘉惠后世，福泽绵长。

国家卫生和计划生育委员会副主任

国家中医药管理局局长

中华中医药学会会长

王国强

二〇一四年十二月

马 序

　　新中国成立以来，党和国家高度重视中医药事业发展，重视古籍的保护、整理和研究工作。自 1958 年始，国务院先后成立了三届古籍整理出版规划小组，分别由齐燕铭、李一氓、匡亚明担任组长，主持制订了《整理和出版古籍十年规划（1962—1972)》《古籍整理出版规划（1982—1990)》《中国古籍整理出版十年规划和"八五"计划（1991—2000)》等，而第三次规划中医药古籍整理即纳入其中。1982 年 9 月，卫生部下发《1982—1990 年中医古籍整理出版规划》，1983 年 1 月，中医古籍整理出版办公室正式成立，保证了中医古籍整理出版规划的实施。2002 年 2 月，《国家古籍整理出版"十五"（2001—2005）重点规划》经新闻出版署和全国古籍整理出版规划领导小组批准，颁布实施。其后，又陆续制定了国家古籍整理出版"十一五"和"十二五"重点规划。国家财政多次立项支持中国中医科学院开展针对性中医药古籍抢救保护工作，文化部在中国中医科学院图书馆专门设立全国唯一的行业古籍保护中心，国家先后投入中医药古籍保护专项经费超过 3000 万元，影印抢救濒危珍、善、孤本中医古籍 1640 余种，开展了海外中医古籍目录调研和孤本回归工作。2010 年，国家财政部、国家中医药管理局安排国家公共卫生专项资金，设立了"中医药古籍保护与利用能力建设项目"，这是继 1982～1986 年第一批、第二批重要中医药古籍整理之后的又一次大规模古籍整理工程，重点整理新中国成立后未曾出版的重要古籍，目标是形成并普及规范的通行本、传世本。

为保证项目的顺利实施，项目组特别成立了专家组，承担咨询和技术指导，以及古籍出版之前的审定工作。专家组中的许多成员虽逾古稀之年，但老骥伏枥，孜孜不倦，不仅对项目进行宏观指导和质量把关，更重要的是通过古籍整理，以老带新，言传身教，培养一批中医药古籍整理研究的后备人才，促进了中医药古籍保护和研究机构建设，全面提升了我国中医药古籍保护与利用能力。

作为项目组顾问之一，我深感中医药古籍保护、抢救与整理工作的重要性和紧迫性，也深知传承中医药古籍整理经验任重而道远。令人欣慰的是，在项目实施过程中，我看到了老中青三代的紧密衔接，看到了大家的坚持和努力，看到了年轻一代的成长。相信中医药古籍整理工作的将来会越来越好，中医药学的发展会越来越好。

欣喜之余，以是为序。

中国中医科学院研究员

马继兴

二〇一四年十二月

校注说明

　　《针灸全生》系清代僧医萧福庵辑撰。萧福庵，又作肖福庵。四川成都人，生卒年不详。其先自号"学正道人"，后于四川成都文殊院落发为僧，号"本圆"，从佛为"释子"。

　　《针灸全生》成书于清道光四年（1824），初刊于道光十一年（1831）。现存版本主要有六种，包括清道光十一年（1831）辛卯刻本（简称"辛本"）、道光十二年（1832）读书堂刻本（简称"读本"）、道光十二年（1832）来鹿堂刻本（残本）、同治八年（1869）贵文堂刻本（简称"贵本"）、清四川刻本（刊刻年代不详）、民国四年（1915）藜照书屋刻本（简称"藜本"）。现存六个版本中，除贵本、藜本多一自序外，余版框、内容、字体、错版均完全相同，实为同一版的多次刊刻。其中辛卯刻本和读书堂刻本刊印较早，但辛卯刻本稍有残损，故本次整理以读书堂刻本为底本，以贵文堂刻本和《针灸大成》（因本书内容来自《针灸大成》最多）为主校本，以本书内容之其他源文献《普济方》《医学纲目》《针方六集》《类经图翼》《铜人腧穴针灸图经》《医宗金鉴》的通行本为参校本。

　　具体校注原则如下：

　　1. 原书为繁体竖排，此次整理均改为横排简化字，加现代标点符号。

　　2. 凡原书中字形属一般笔画之误，如"灸、炙""日、曰"混淆、"己、已、巳"不分者，以及写刻致误的明显错别字，予以径改，不出校。

　　3. 凡原书中讹、脱、衍、倒等错误性异文，据参校资料，或据文义予以校改。

4. 凡原书中异体字、俗写字、古今字，予以径改，不出校。

5. 原书中的腧穴名，参照现通行穴名进行规范，不出校记。凡底本中略写的腧穴名，予以补充，不出校，如大小肠俞改为大肠俞、小肠俞。原书中有些穴名不明所言，如阳骨、曲尺等，保留原貌，不予更改。

6. 底本中的通假字，于首见处出校说明，并征引书证。

7. 底本的避讳字，予以改正，在首见处出校记。

8. 底本目录与正文不符，如正文正确而目录有误，据正文订正目录，如卷一目录"痘症"据正文订正为"疸症"，不出注；如目录正确而正文错漏，据目录订正或补充正文，并于正文出校说明。如目录、正文均缺，则根据正文提取标题出校说明。

9. 底本原图多有错漏，此次整理按照原图进行重新描绘，参考《类经图翼》对穴位进行校正。

序①

　　针灸之术，肇自黄帝岐伯，详于《素问》《灵枢》，降及后世，代有名工，往往即其心得，立法著书以行于世，学者遵其成方，俱能拔困起危，功成反掌，不可谓非济世之良方、全生之善术也。但其书类多繁衍杂陈，难于分晰②，即有撰为诗歌，未免挂陇遗蜀③，致操术之士，有得④此失彼之忧。圆⑤用是恻然心动者久之，爰搜针灸名书，始得三衢杨君所集《针灸大成》一册，见其立法详明，远胜别帖⑥，因摘取其症治，参合《类经》诸书，分门别类，使按症易于选用，无烦搜索之劳，又绘全身总图，及十二经穴注释，俾临症者，因症索穴，因穴究图，免于差误。庶条分类别，集简法该⑦，济世之术，莫捷于此也。因付诸枣梨，更其名曰《针灸全生》⑧，将谓以斯术全斯人之生命，而为斯世造之福德。愿同志君子，转相广布流传，

---

　　① 序：此序乃作者自序，写于道光十一年是书刊行时，署名"释子本圆"。贵本和藜本均还有一序，写于道光四年是书成书时，署名"学正道人"。两序大意相同，仅在文字上有一些差异，详下各校语。

　　② 但其书……难于分晰：贵本序作"但其书类多支流派衍，纷见错出，难于纪记"，意大同小异。

　　③ 挂陇遗蜀：指因事多而疏忽遗漏。陇，指陇右；蜀，指西蜀。

　　④ 得：贵本序作"识"。

　　⑤ 圆：贵本序无此字。萧福庵出家后法号"本圆"，故自称"圆"。

　　⑥ 远胜别帖：贵本序作"远胜他氏"。

　　⑦ 该：完备。

　　⑧ 因付诸枣梨……针灸全生：贵本序作"集成之日，更其名曰《针灸全生》"。枣梨：谓雕版印刷。旧时多用枣木或梨木雕刻书版，因称。亦作"梨枣"。

益以造福而济人于无穷也，实圆所厚望焉①。

时大清道光十一年辛卯岁十月上浣日②锦城③文殊院释子本圆
敬撰④

---

① 愿同志……所厚望焉：贵本序作"至若工巧元妙，则有三衢杨君所集在，学者尤当另从事焉，是编则偶□登云也"，其义侧重有所不同。
② 上浣日：上旬。
③ 锦城："成都"的古称。
④ 时大清……本圆敬撰：贵本序作"时大清道光四年甲申岁十二月朔四日学正道人 活龙冈之西斋"，可知贵本序撰写时间早于底本序七年，且署名亦有释道之分。

目 录

卷　首①

腧穴总图②

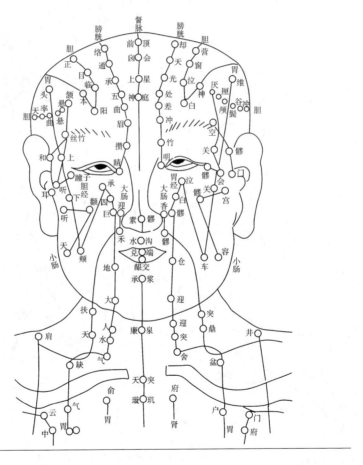

---

① 卷首：原无，原目录也无，据书口补。
② 腧穴总图：原无，原目录也无，据图补。此节共有八幅腧穴总图，包括前面颈穴总图、后颈项穴总图、胸腹总图、背部总图、阴手总图、阳手总图、阴足总图、阳足总图。

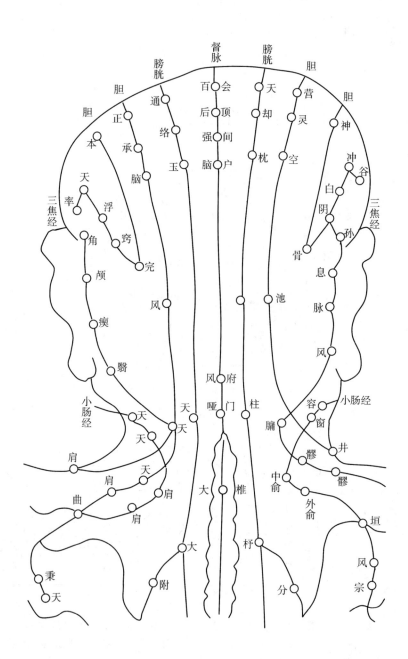

胆
肩

任脉

肾
胃

胆
井
肺经

心包络

云
中

胃
气
库
俞
屋
或
神
灵
膺
胸
天
乳
天
食
渊
大
辄
脾经

肾
天
璇
华
紫
玉
神
中
鸠
尾
巨
阙
上
脘
中
建
下
脘
水
神
阴
交
气
海
石
门
关
元
中
极
曲
骨
会阴

肾
府
中
藏
翳
窗
中
根
封
廊
容
门
谷
满
门
关
曲
分
阙
俞
注
满
穴
赫

胃
户
房
府

池

乡
溪
窦
荣
腋
筋

包
脾经

月
哀
门
乙
肉
门
枢
陵
横
结
门
脉
枢
道
道
脉
舍
来
冲
髎
门

胆
经

京
带
五
维
居

章

大
腹

天
外

太
滑
天

不
承
通
阴
石
商

期
日
梁
关

周

大
脾经

大
急
水

大
府
冲
归
气
横
气
脾经
胃经

肾经

中
府

阴
膏

肓
中
四
气

大

曲
骨
肝经

肝经

肾

膂

渊

肾

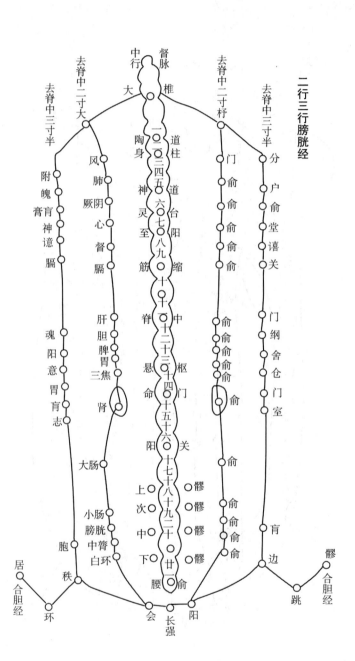

二行三行膀胱经

去脊中三寸半　去脊中二寸杼　去脊中二寸大　去脊中三寸半

督脉中行

椎大

陶道　道柱身　一○二四五六七八九○十十十十十十十十十十二二二二

神灵至筋　脊中　悬命

督膈

肝胆脾胃三焦肾

大肠

小肠膀胱中膂白环

门俞俞俞俞　分户俞堂谉关

俞俞俞俞俞　门纲舍仓门室

俞俞俞俞

俞俞俞俞

风肺厥阴心

附魄肓神谲膈

魂阳意胃肓志

胞秩

居合胆经

环

会长强

阳俞腰

髎髎髎髎合胆经

肓边

跳

针灸全生 四

曲垣

天宗

秉风

臑俞

肩贞

肩髎

肩髃

会宗

臂臑

消泺

五里

肘髎

小海

清冷渊

曲池

天井

三里

上廉

下廉

四渎

支正

三阳络

温溜

养老

会宗

阳谷

偏历

支沟

外关

阳溪

腕骨

合谷

后溪

中渚

三间

前谷

液门

二间

商阳

少泽

小肠经

关冲

三焦经

大肠经

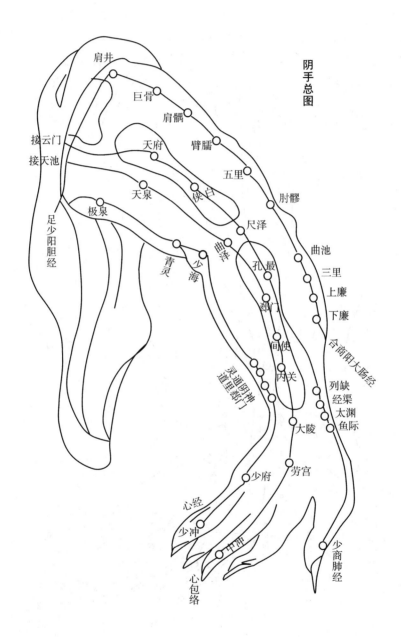

阴手总图

肩井
巨骨
肩髃
臂臑
接云门
接天池
天府
五里
肘髎
天泉
侠白
曲池
极泉
尺泽
三里
足少阳胆经
曲泽
上廉
青灵
孔最
下廉
少海
郄门
间使
合尚阳大肠经
灵道阴神
通里郄门
内关
列缺
经渠
太渊
鱼际
大陵
劳宫
少府
心经
少冲
中冲
心包络
少商肺经

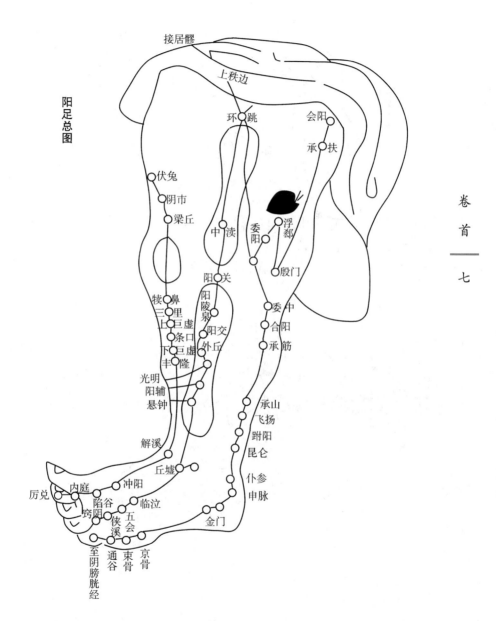

阳足总图

接居髎

上秩边

环跳　　　　会阳

承扶

伏兔

阴市

梁丘　　　　中渎　委阳　浮郄

殷门

阳关

犊鼻

三里　阳陵泉　委中

上巨虚　阳交　合阳

条口　外丘　承筋

下巨虚

丰隆

光明

阳辅

悬钟　　　　　　承山

飞扬

跗阳

昆仑

解溪　　　　　　仆参

申脉

丘墟

冲阳

厉兑　内庭　临泣

陷谷　五会　　　金门

窍阴　侠溪

通谷

至阴膀胱经　束骨　京骨

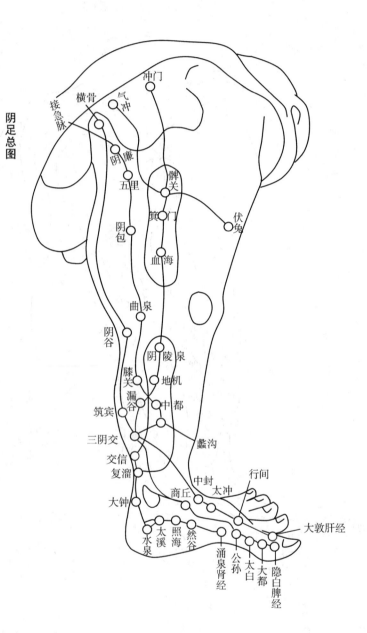

任督二脉经穴分寸歌及图①

任脉经穴分寸歌

任脉会阴两阴间，曲骨毛际陷中安。

中极脐下四寸取，关元脐下三寸连。

石门脐下二寸是，气海乃在寸半间。

脐下一寸阴交穴，脐之中央神阙传。

脐上上行各一寸，水分下脘建里参。

中脘上脘与巨阙，七穴行至鸠尾边。

中庭膻下寸六许，膻中位在两乳间。

玉堂紫华璇玑穴，上行俱作寸六看。

天突喉下约三寸，廉泉颔下骨之尖。

承浆颐②前唇棱下，任脉中行腹穴全。

会阴　在大便③前，小便④之后，两阴之间。

曲骨　在横骨上，中极下一寸，毛际陷中，动脉处。

中极　脐下四寸。

关元　脐下三寸。

石门　脐下二寸。

气海　脐下寸半。

卷首

九

---

① 任督二脉经穴分寸歌及图：原无，据目录补。

② 颐（yí 移）：下颌部。滑伯仁："腮下为颔，颔中为颐。"

③ 大便：指肛门。

④ 小便：指尿道口，即外阴。

阴交 脐下一寸。

神阙 当脐中央。

水分 脐上一寸。

下脘 脐上二寸。

建里 脐上三寸。

中脘 脐上四寸。

上脘 脐上五寸。

巨阙 脐上六寸。

鸠尾 禁灸 脐上七寸。

中庭 膻下寸六分。

膻中 两乳中间。

玉堂 膻中上一寸六分。

紫宫 玉堂上寸六分。

华盖 紫宫上寸六分。

璇玑 华盖上寸六分。

天突 喉下三寸①。

廉泉 颔下结喉上中央。

承浆 颐前下唇棱下陷中。

---

① 三寸：《普济方》卷四百十五《针灸门·膺腧部中行七穴》作"一寸"，《针灸大成·任脉经穴主治·考证穴法》作"四寸"，《针方六集·神照集·任脉图穴》作"在颈结喉下三寸中央宛宛中"。又《针灸甲乙经》及《铜人经》作"五寸"，王冰注作"四寸"，当从。

任脉图

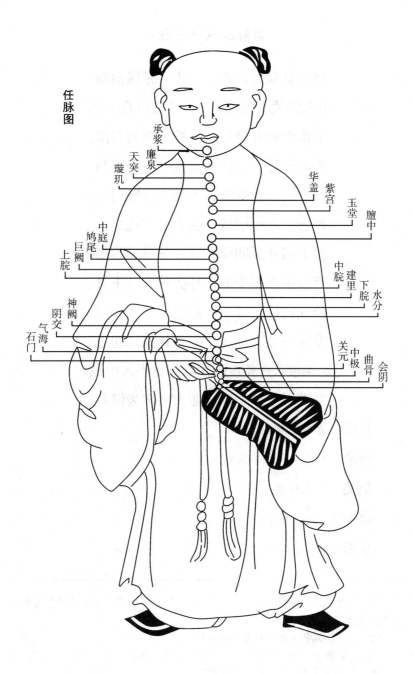

承浆
廉泉
天突
璇玑
华盖
紫宫
玉堂
膻中
中庭
鸠尾
巨阙
上脘
中脘
建里
下脘
水分
神阙
阴交
气海
石门
关元
中极
曲骨
会阴

督脉经穴分寸歌①

尾闾骨端是长强，二十一椎腰俞藏。

十六阳关十四命，三一②悬枢脊中详。

十椎中枢九筋缩，七椎之下乃至阳。

六灵五神三身柱，一椎之下陶道当。

一椎之上大椎穴，入发五分哑门行。

风府一寸宛中取，脑户二五枕之方。

再上四寸强间位，五寸五分后顶彰。

百会正在顶中取，耳尖前后发中央。

前顶囟后一寸半，星后一寸囟会量。

发际一寸上星地，五分神庭切勿忘。

鼻端准头③素髎值，水沟鼻下人中藏。

兑端唇上端中取，龈交唇内齿缝乡。

长强　　在脊骶骨之端。

腰俞　　二十一椎节下间宛中。

阳关　　十六椎下。

命④门　　十四椎下。

悬枢　　十三椎下。

---

① 督脉经穴分寸歌：原作"督脉分寸经穴歌"，据《针灸大成》《针方六集》及上下文义乙正。

② 三一：即第一腰椎和第十一胸椎。

③ 头：原作"雨"，据《针灸大成》及下文改。

④ 命：原作"会"，据"督脉图"改。

脊中　十一椎下。

中枢　十椎下。

筋缩　九椎下。

至阳　七椎下。

灵台　六椎下。

神道　五椎下。

身柱　三椎下。

陶道　一椎下。

大椎　一椎上陷中，一云平肩。

哑门 禁灸　项后入发际五分。

风府 禁灸　入发际一寸。

脑户 禁灸　枕骨上强间后一寸半，一曰在发际上二寸。

强间　后顶后一寸半。

后顶　百会后一寸半。

百会　前顶后一寸半，顶中央，可容豆，对两耳尖上是穴。

前顶　囟会后寸半陷中。

囟会　上星后一寸。

上星　鼻直上入发际一寸。

神庭　直鼻上入发际五分。

素髎① 禁灸　鼻端准头。

水沟　人中陷中。

① 髎：原作"醪"，据"督脉图"改。

兑端　上唇之中。

龈交　唇内上齿缝中。

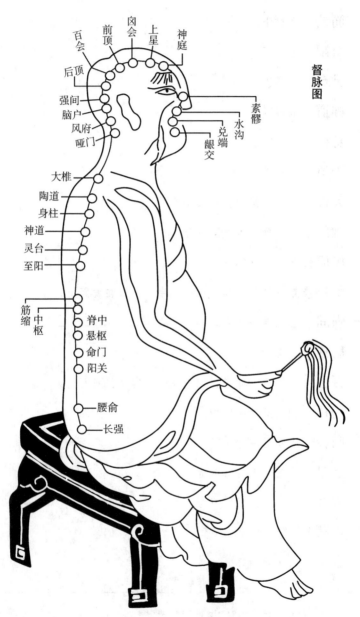

十二经经穴分寸歌并图①

足太阳膀胱经经穴分寸歌

足太阳兮膀胱经，内眦一分起睛明。

眉头陷中攒竹地，眉冲居中夹曲神。

曲差神庭旁寸五，五处循后行五分。

承通络却玉枕穴，循后俱是寸半神。

天柱项后发际内，大筋外廉中陷存。

由此脊中开二寸②，第一大杼二风门。

三椎肺俞厥阴四，心五督六膈七论。

肝九胆十脾十一，胃在十二椎下寻。

十三三焦十四肾，气海俞在十五椎。

大肠关元十六七，小肠还居十八椎。

膀胱俞穴寻十九，中膂内俞二十椎。

白环俞穴二十一，四髎之穴腰髁③窥。

会阳阴尾尻骨旁，背开二寸二行了。

别上脊中三寸半，第二椎下为附分。

三魄四膏五神堂，第六谚谭膈关七。

---

① 十二经……分寸歌并图：原无，据目录补。

② 二寸：《类经图翼》同作"二寸"；《针灸大成》《针方六集》并作"寸五分"，当从。

③ 腰髁（kē 科）：诸本同，疑为"腰髁"之误，后文相应腧穴定位作"腰髁"。

第九魂门十阳纲，十一意舍二胃仓。

十三肓门四志室，十九椎旁是胞肓。

二十椎旁秩边穴，背部三行下行循。

承扶臀①下股上约，下行六寸是殷门。

从殷外斜上一寸，曲膝得之浮郄真。

委阳承扶下六寸，从郄内斜是殷门。

委中膝腘约纹裹，此下二寸寻合阳。

承筋脚跟上七寸，穴在腨肠②之中央。

承山腨肚分肉间，外踝七寸上飞扬。

跗阳外踝上三寸，昆仑外跟陷中央。

仆参亦在踝下陷，申脉踝下五分张。

金门外踝下一寸，京骨外侧大骨当。

束骨本节后陷中，通谷节前陷中量。

至阴小指外侧端，去甲如韭须细详。

睛明　目内眦外一分。

攒竹　眉头陷中。

眉冲　直眉头上神庭、曲差之间是。

曲差　神庭旁寸五分。

五处　曲差后五分，夹上星旁一寸五分。

承光　五处后一寸半。

通天　承光后一寸半。

① 臀：原作"臂"，据《普济方》《针灸大成》《针方六集》及文义改。
② 腨（shuàn 涮）肠：腓肠肌隆起部。

络却　通天后一寸半。

玉枕　通天后一寸半。

天柱禁灸　夹项后大筋外廉，发陷脊中。

大杼　项后第一椎下，两旁相去脊中各二寸①。

风门　二椎下，两旁各去脊中二寸。

肺俞　三椎下，旁去脊中二寸。

厥阴俞　四椎下，旁去脊中二寸。

心俞　五椎下，旁去脊中二寸。

督俞　六椎下，旁去脊中二寸。

膈俞　七椎下，旁去脊中二寸。

肝俞　九椎下，旁去脊中二寸。

胆俞　十椎下，旁去脊中二寸。

脾俞　十一椎下，旁去脊中二寸。

胃俞　十二椎下，旁去脊中二寸。

三焦俞　十三椎下，旁去脊中二寸。

肾俞　十四椎下，旁去脊中二寸。

气海俞　十五椎下，旁去脊中二寸。

大肠俞　十六椎下，旁去脊中二寸。

关元俞　十七椎下，旁去脊中二寸。

小肠俞　十八椎下，旁去脊中二寸。

---

　　① 二寸：原文"大杼"至"白环俞"诸穴均作"二寸"，《普济方》作"寸半"，《类经图翼》同作"二寸"；《针灸大成》《针方六集》并作"一寸五分"，当从。

膀胱俞　十九椎下，旁去脊中二寸。

中膂①俞　二十椎下，旁去脊中二寸。

白环俞　二十一椎下，去脊中二寸。

上髎　腰髁②骨下一寸，夹脊两旁第一空陷中。

次髎　夹脊旁第二空陷中。

中髎　夹脊第三空陷中③。

下髎　夹脊旁第四空陷中。按：《刺腰痛论》注曰：上髎当髁骨下陷中，余三髎少斜下，按之陷中是也。腰髁④骨即十六椎下，腰脊两旁起骨之夹脊者。

会阳　阴尾尻骨两旁。

附分　二椎下旁附项内廉，去脊中三寸半⑤。

魄户　三椎下旁，去脊中三寸半。

膏肓⑥俞　四椎下，五椎上，去脊中三寸半。

神堂　五椎下，旁去脊中三寸半。

譩譆　肩膊内廉六椎下，去脊中三寸半。

膈关　七椎下，去脊中三寸半。

魂门　九椎下，去脊中三寸半。

阳纲　十椎下，去脊中三寸半。

---

① 中膂：原脱，据下"足太阳膀胱经图"补。

② 髁（kē科）：尾骨。

③ 夹脊第三空陷中：原作"第三空脊夹陷中"，据文义乙正。

④ 髁：原作"髎"，据《普济方》《针灸大成》《针方六集》改。

⑤ 三寸半：下文"附分"至"秩边"诸穴，《普济方》《针灸大成》《针方六集》均作"三寸"，当从。

⑥ 膏肓：原作"膏肓俞"，据正义改。

意舍　十一椎下，去脊中三寸半。

胃仓　十二椎下，去脊中三寸半。

肓门　十三椎下，去脊中三寸半。

志室　十四椎下，去脊中三寸半。

胞肓　十九椎下，去脊中三①寸半。

秩边　二十椎下，去脊中三寸半。

承扶禁灸　尻臀下，阴股上，约纹中。

殷门禁灸　承扶下六寸，腘上两筋之间。

浮郄　委阳上一寸，屈膝得之。

委阳　承扶下六寸，屈伸取之。

委中禁灸　腘中央约文中。

合阳　约文下三寸。

承筋　腨肠中央。

承山　锐腨肠②下分肉间陷中。

飞扬　外踝上七寸后陷中。

跗阳　外踝上三寸，太阳前，少阳后，筋骨之间。

昆仑　外踝后五分，跟骨上陷中。

仆参　跟骨下陷中。

申脉禁灸　外踝下五分陷中，容爪甲许白肉际。

---

①　三：原作"二"，据《普济方》《针灸大成》《针方六集》《类经图翼》改。
②　腨肠：原作"踹肠"，据《针灸大成》《针方六集》等改。

金门　外踝下少后，丘①墟后，申脉前，一曰外踝下一寸。

京骨　足小指外侧本节后，大骨下，赤白肉际陷中②。

束骨　足小指外侧，本节后陷中。

通谷　足小指外侧，本节前陷中。

至阴　足小指外侧，去爪甲角如韭叶。

---

①　丘：原作"邱"，当时因避孔子名讳而改。
②　中：原脱，据《普济方》《针灸大成》《针方六集》《类经图翼》补。

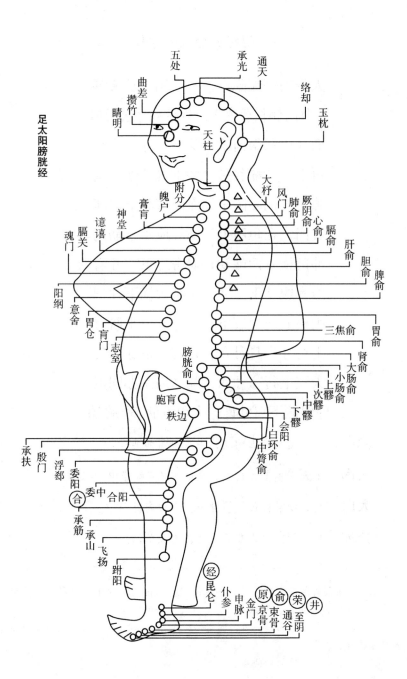

足太阳膀胱经

足太阴脾经经穴分寸歌①

大指内侧端隐白，节后陷中求大都。

太白内侧核骨②下，节后一寸公孙呼。

商丘内踝微前陷，踝上三寸三阴交。

再上三寸漏谷是，膝下五寸地机绕。

膝下内侧阴陵泉，血海膝膑上内廉。

箕门穴在鱼腹上，动脉应手越筋间。

冲门横骨两端动，府舍之下一寸看。

府舍腹结下三寸，腹结大横下寸三。

大横穴出腹哀下，三寸五分平脐看。

上行寸半日月穴，食窦溪下寸六传。

天溪上行一寸六，胸乡周荣亦同然。

外斜渊下三寸许，大包五肋③季胁端。

隐白禁灸 足大指内侧端，去爪甲角如韭叶。

大都 足大指本节后内侧，骨缝④白肉际陷中。

太白 足大指后内侧，核骨下，赤白肉际陷中。

公孙 足大指内侧本节后一寸，内踝前陷中。

---

① 足太阴脾经穴分寸歌：原书该节内容在"足太阳膀胱经经穴分寸歌"歌诀后腧穴定位前，乃错次，据前后文义乙正。

② 核骨：指第一跖趾关节内侧圆形突起。杨上善注："人足大指本节后骨名为核骨也。"

③ 五肋：此指第六肋间隙。

④ 骨缝：即足内侧缘，第一跖趾关节前下方。

商丘　内踝下微前陷中，前有中封，后有照海，此穴居中间。

三阴交　内踝上三寸，骨下陷中。

漏谷　内踝上六寸，胻骨①下陷中。

地机　膝下五寸，内侧辅②骨下陷中。

阴陵泉　膝下内辅下陷中，与阳陵泉内外相对。

血海　膝膑上二寸半，内廉白肉际陷中。

箕门　在鱼腹上，越两筋间，阴股内廉，动脉应手。

冲门　上去大横③五寸，在府舍下一寸，横骨两端，约交中动脉，去腹中行四寸半。

府舍　腹结下三寸，去腹中行四寸半。

腹结　大横下一寸三分，去腹中行四寸半。

大横　腹哀下三寸半，平脐，去腹中行四寸五分。

腹哀禁灸　日月下一寸半，去腹中行四寸五分。

食窦　天溪下一寸六分去陷中，举臂取之。

天溪　胸乡下寸六分。

胸乡　周荣一寸六分。

周荣　中府下寸六分。

大包　渊腋下三寸，出九肋之间。

---

①　胻（héng 衡）骨：小腿胫、腓骨的统称，亦专指胫骨上部。《医宗金鉴·正骨心法要旨》："胻骨，即膝下踝上之小腿骨……其骨二根。"

②　辅：原脱，据《普济方》《针灸大成》《针方六集》补。

③　大横：原作"天横"，据《普济方》《针灸大成》《针方六集》改。

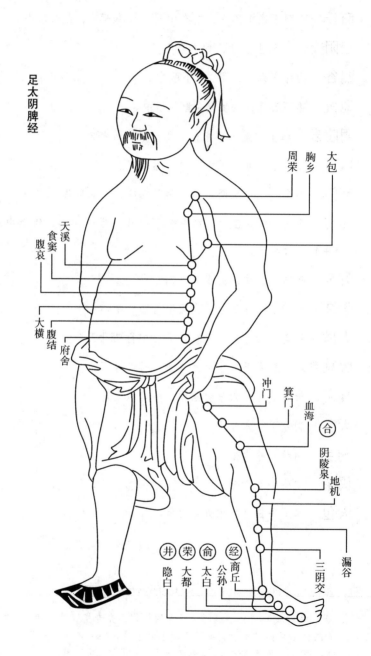

足太阴脾经

大包
胸乡
周荣

天溪
食窦
腹哀

大横
腹结
府舍

冲门
箕门
血海

合
阴陵泉
地机

井 荣 俞 经
隐白 大都 太白 公孙 商丘

漏谷

三阴交

足少阳胆经经穴分寸歌

外眦五分瞳子髎，耳前陷中听会绕。

上关上行一寸是，内斜曲角颔厌昭。

后行颅中厘下廉，曲鬓耳前发际看。

入发寸半率谷穴，天冲耳后斜二探。

浮白下行一寸间，窍阴穴在枕骨下。

完骨耳后入发际，量得四分需用记。

本神神庭旁三寸，入发四分耳上系。

阳白眉上一寸许，上行五分是临泣。

临后寸半目窗穴，正营承灵及脑空。

后行相去寸半同，风池耳后发际陷。

肩井肩上陷解中，大骨之前寸半取。

渊腋腋下三寸缝，辄筋复前一寸行。

日月乳下二肋缝，期门之下五分存。

脐上五分旁九五，季肋夹脊是京门。

季下寸八循带脉，带下三寸五枢真。

维道章下五三定，章下八三居髎名。

环跳髀枢①宛中陷，风市垂手中指寻。

膝上五寸是中渎，阳关阳陵上三寸。

阳陵膝下一寸任，阳交外踝上七寸。

---

① 髀（bì 币）枢：指髋关节，当股骨大转子处。

外丘外踝七寸分，此系斜属三阳络。

踝上五寸定光明，踝上四寸阳辅地。

踝上三寸是悬钟，丘墟踝下陷中立。

丘下三寸临泣存，临下五分地五会。

会下一寸侠溪呈。欲觅窍阴归何处，

小指次指外侧寻。

瞳子髎　目外眦五分。

听会　耳微前陷中，上关下一寸。

上关　耳前骨上，开口有空。

颔厌　曲周①下，颞颥②上廉。

悬颅　曲周下，颞颥中廉③。

悬厘　曲周下，颞颥下廉。

曲鬓　耳上发际，曲隅陷中。

率谷　耳上入发际寸半，陷中。

天冲　耳后入发际二寸，耳上如前三分。

浮白　耳后入发际一寸。

窍阴④　完骨上，枕骨下，动摇有空。

完骨　耳后入发际四分。

本神　曲差旁一寸五分，直耳上入发际四分。

---

① 曲周：又称"曲隅"。指外额角外下方，耳前上方弯曲的发际部位。

② 颞颥（nièrú 聂如）：此指眼眶的外后方，相当于颧骨弓上方的部位。

③ 颞颥中廉：原作"中颞颥廉"，据《针灸大成》及上下文义乙正。

④ 窍阴：指头窍阴。

阳白　眉上一寸，直瞳人①。

临泣　目上直入发际五分。

目窗　临泣后一寸半。

正营　目窗后一寸半。

承灵　正营后寸五分。

脑空　承灵后寸半。

风池　耳后颞颥后，脑空下，发际陷中。

肩井　肩上陷解中，缺盆上，大骨前一寸半，以三指按取，当指下陷中。

渊腋　腋下三寸宛宛中，举臂取。

辄筋　腋下三寸，复前一寸，三肋端横直蔽骨旁七寸半，平直两乳。

日月　期门下五分。

京门　脐上五分，旁九寸半，季肋本夹脊，侧卧，屈上足伸下足取之。

带脉　季肋下一寸八分陷中，脐上二分，旁开八寸半，肥人九寸，瘦人八寸。

五枢　带脉下三寸，水道旁五寸五分②。

维道　章门下五寸三分，中极旁八寸五分。

居髎　章门③下八寸三分。

---

① 瞳人：即瞳仁。

② 五寸五分：《针灸甲乙经》《铜人经》《类经图翼》并作"一寸五分"，当从。

③ 章门：原作"童门"，据《普济方》《针灸大成》《针方六集》改。

环跳 髀枢中，侧卧，伸下足，屈上足，以右手摸穴，左摇撼而取之。

风市 膝上外廉两筋中，伸手着腿，中指尽处是穴。

中渎 髀外膝上五寸。

阳关 阳陵泉上三寸，犊鼻外陷中。

阳陵泉 膝下一寸，胻外廉陷中，尖骨前，筋骨间，蹲座取之。

阳交 足外踝上七寸。

外丘 外踝上七寸，与阳交相并。

光明 外踝上五寸。

阳辅 外踝上四寸，辅骨前，绝骨端，去丘墟七寸，筋骨分间。

悬钟 外踝上三寸，一名绝骨。

丘墟 外踝下，从前陷中骨缝中，去临泣三寸，又自侠溪量上至此，系五寸半。

临泣 足小指次指本节后陷中，去侠溪寸半。

地五会禁灸 足小指次指本节后①，去侠溪一寸。

侠溪 足小指次指本节前，歧骨间陷中。

窍阴② 足小指次指外侧，去爪甲角如韭叶。

---

① 地五会禁灸……本节后：此13个字原作"地五会足小禁灸指次指本节后"，据《针灸大成》乙正。

② 窍阴：指足窍阴。

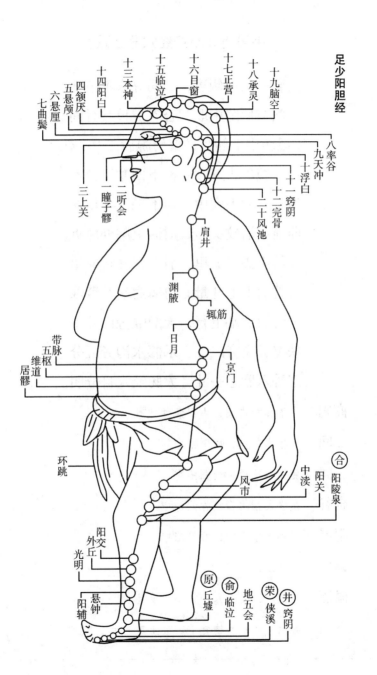

足少阳胆经

十九脑空
十八承灵
十七正营
十六目窗
十五临泣
十四阳白
十三本神
四神庭
五悬颅
六悬厘
七曲鬓

八率谷
九天冲
十浮白
十一窍阴
十二完骨
二十风池

三上关
二听会
一瞳子髎

肩井

渊腋
辄筋
日月

带脉
五枢
维道
居髎

京门

环跳

风市
中渎
阳关

合 阳陵泉

阳交
外丘
光明

丘墟
临泣
地五会
原 俞
荣 侠溪
井 窍阴

悬钟
阳辅

手阳明大肠经经穴分寸歌

商阳食指内侧边，二间寻来本节前。

三间节后陷中取，合谷虎口歧骨间。

阳溪腕中上侧是，偏历腕后二①寸安。

温溜腕后去五寸，池下四寸下廉看。

池下三寸上廉中，池下二寸三里逢。

曲池曲肘纹头尽，肘髎上臑外廉近。

大筋中央寻五里，肘上三寸行向里。

臂臑肘上七寸量，肩髃肩端举臂取。

巨骨肩尖端上行，天鼎喉旁四寸拟。

扶突天突旁三寸，禾髎水沟旁五分。

迎香禾髎上一寸，大肠经穴自分明。

商阳　在手食指内侧，去甲角如韭叶。

二间　食指本节前，内侧陷中。

三间　食指本节后，内侧陷中。

合谷　在手大指次指歧骨间陷中。

阳溪　在手腕中上侧，两筋陷中。

偏历　手腕后三寸。

温溜　手腕后，大人六寸，小人五寸。

下廉　曲池下四寸，辅骨下，去上廉一寸。

---

① 二：贵本作"三"。

上廉　三里下一寸，曲池下三寸。

三里　曲池下二寸。

曲池　在肘外辅骨，屈肘横纹尽处是穴。

肘髎　肘外大骨外廉陷中，与天井相并，相去一寸四分。

五里　在肘上三寸，行向里大脉中央。

臂臑　在肘上七寸，腘内端，肩髃下一寸，两筋两骨罅陷中是。

肩髃　在髆骨头，肩上两骨罅陷中，举臂有空。

巨骨　肩尖上行，两叉骨间陷中。

天鼎　在颈缺盆上，直①扶突后一寸。

扶突　在颈，当曲颊下一寸，气舍上寸半，人迎后寸半。

禾髎禁灸　鼻孔下，夹水沟旁五分。

迎香禁灸　禾髎上一寸，鼻孔旁五分。

---

① 直：原作"真"，贵本同。据《普济方》《针灸大成》《针方六集》改。

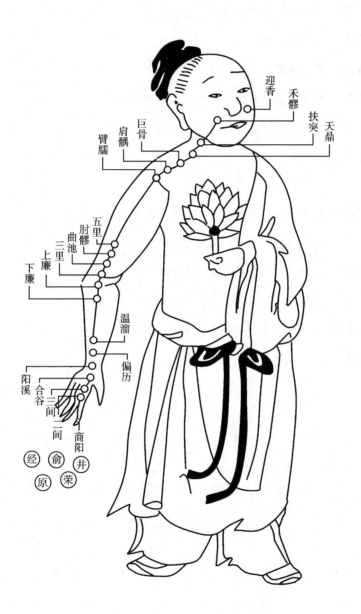

足阳明胃经经穴分寸歌

胃之经兮足阳明，承泣目下七分寻。

再下三分为四白，巨髎鼻孔旁八分。

地仓夹吻四分近，颔下三寸是大迎。

颊车耳下八分陷，下关耳前动脉行。

头维神庭旁四五，人迎喉旁寸半真。

水突筋前人迎下，气舍喉下一寸乘。

缺盆舍下横骨陷，气户下行一寸明。

库①房下行一寸六，屋翳膺窗乳中根。

不容巨阙旁二寸，一寸承满与梁门。

关门太乙滑肉穴，天枢脐旁二寸寻。

枢下一寸外陵是，陵下一寸大巨存。

巨下三寸水道穴，水下二寸归来名。

气冲归来下一寸，共去中行二寸匀。

髀关膝上二尺定，伏兔膝上六寸是。

阴市伏兔下三寸，梁丘市下一寸记。

犊鼻膝膑陷中取，膝眼三寸下三里。

里下三寸上廉穴，廉下二寸条口举。

再下二寸下廉穴，复上外踝上八寸，

却是丰隆穴当记。

---

① 库：原作"䗶"，据《普济方》《针灸大成》《针方六集》改。

解溪则从丰隆下，内循足腕①上陷中。

冲阳解下高骨动，陷谷冲下二寸名。

内庭次指外歧骨，厉兑大次指端中。

四白　目下一寸，上直瞳人，腮下也。

承泣禁灸　目下七分，上直瞳人。

巨髎　夹鼻孔旁八分，上直瞳子。

地仓　夹口吻旁四分。

大迎　曲颔前一寸三分。

颊车　耳下八分，曲颊端近前陷中。

下关　客主人②下，耳前动脉，合口有空，开口则闭。

头维禁灸　额角入发际，本神旁寸半，神庭旁四寸五分。

人迎禁灸　颈下结喉旁寸半。

水突　在颈大筋前，直人迎下，夹气舍止。

气舍　在颈大筋前，直人迎下，夹天突边陷中，贴肉尖上有缺处。

缺盆　肩上横骨③陷中。

气户　在巨骨下，夹腧府旁各二寸，去中行四寸陷中。

库房　气户下一寸六分，去中行四寸。

屋翳　库房下一寸六④分，去中行四寸。

---

① 足腕：指足踝关节。

② 客主人：上关穴的别名。

③ 肩上横骨：指锁骨。

④ 六：原作"去"，据《普济方》《针灸大成》《针方六集》《类经图翼》改。

膺窗　屋翳下一寸六分，去中行四寸。

乳中_{禁灸}　当乳之中。

乳根　乳中下一寸六分。

不容　在第四肋端，幽门旁寸半，去中行二寸，对巨阙。

承满　不容下一寸，去中行二寸，直对上脘。

梁门　承满下一寸，去中行二寸，对中脘。

关门　梁门下一寸，去中行二寸，对建里。

太乙　关门下一寸，去中行二寸，对下脘。

滑肉　太乙下一寸，去中行二寸，对水分。

天枢　夹脐旁二寸，去肓俞寸半。

外陵　天枢下一寸，去中①二寸，对阴交。

大巨　外陵下一寸，去中行二寸，对石门。

水道　大巨下三寸，去中行二寸。

归来　水道下二寸，去中行二寸。

气冲　归来下一寸，鼠奚②上一寸，去中行二寸，毛际两旁。

髀关　膝上一尺二寸，伏兔后交文中。

伏兔_{禁灸}　膝上六寸。

阴市　膝上三寸，伏兔下陷中。

梁丘　膝上二寸，两筋中。

犊鼻　膝膑下，胻骨上，骨解大筋陷中。

三里　膝眼下三寸，胻骨外廉大筋内宛中。

---

① 中：《针灸大成》《类经图翼》均作"中行"，此指正中线。
② 鼠奚："奚"同"谿"。指腹股沟部位。

上廉　三里下三寸，两筋骨陷中。

条口_{禁灸}　三里下五寸。

下廉　上廉下三寸。

丰隆　外踝上八寸，下廉胻骨外廉陷中。

解溪　冲阳后寸半，足腕上系鞋带处。

冲阳　足跗①上五寸，高肉间动脉②，去陷谷二寸。

陷谷　足大指次指外间，本节后陷中，去内庭二寸。

内庭　足大指次指外间，歧骨陷中。

厉兑　足大指次指端，去爪如韭叶许。

---

①　足跗：亦作"足跗"。指足背。

②　高肉间动脉：《针灸大成》《类经图翼》作"高骨间动脉"，即足背动脉。《素问·三部九候论》王冰注云："候胃气者，当取足跗之上。"

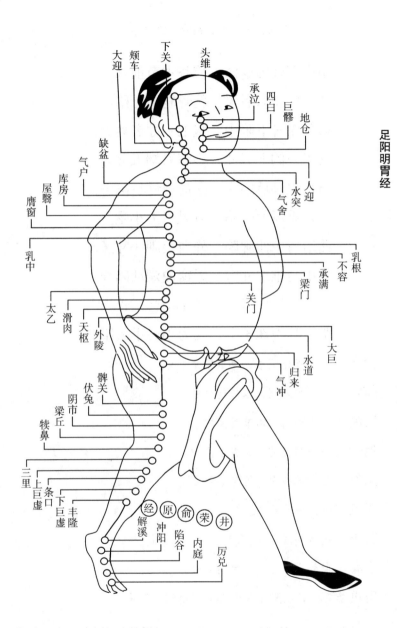

足阳明胃经

手太阳小肠经经穴分寸歌

小指端外为少泽，前谷本节前外侧。

节后横纹取后溪，腕骨腕前骨陷侧。

阳谷锐骨下陷中，腕上一寸名养老。

支正外侧上五寸，小海肘端五分好。

肩贞肩髃后陷中，臑俞肩髎后陷考。

天宗秉风大骨陷，秉风肩上小髃空。

曲垣肩中曲胛陷，外俞上胛一寸逢。

肩中俞椎二寸旁，天窗曲颊动陷详。

天容耳下曲颊后，颧髎面䪼①锐骨当②。

听宫耳中珠子上，凡为小肠手太阳。

少泽　手小指外侧端，去爪甲角一分。

前谷　手小指外侧，本节前陷中。

后溪　小指外侧，本节后陷中。

腕骨　手外侧腕前，起骨下陷中。

阳谷　手外侧腕中，锐骨下陷中。

养老　腕后一寸陷中。

支正　腕后外廉五寸。

小海　肘外大骨外，去肘端五分。

肩贞 禁灸　肩曲胛下两骨解间，肩髃后陷中。

---

① 䪼（kuí 葵）：颧骨。《玉篇·页部》："䪼，面颧弛。"

② 锐骨当：《医学集成》作"锐端量"，义胜。

臑俞　夹肩髎后大骨，下胛上廉陷中。

天宗　秉风后，大骨下陷中。

秉风　天髎外肩上小髃后，举臂有空。

曲垣　肩中央曲胛上廉陷中，按之应手痛。

肩外俞　平大杼，肩胛上廉，去脊中三寸陷中①。

肩中俞　肩胛内廉，去大椎旁二寸陷中。

天窗　耳下曲颊后。

颧髎　在顺骨②下廉，锐面骨端陷中。

听宫　耳中珠子上，大如赤小豆。

---

　　①　肩外俞……去脊中三寸陷中：原作"平大杼，肩胛上廉，去脊肩外俞中三寸陷中"。据《针灸大成》《针方六集》改。

　　②　顺骨：原作"鸠骨"，据《针灸大成》及上文改。

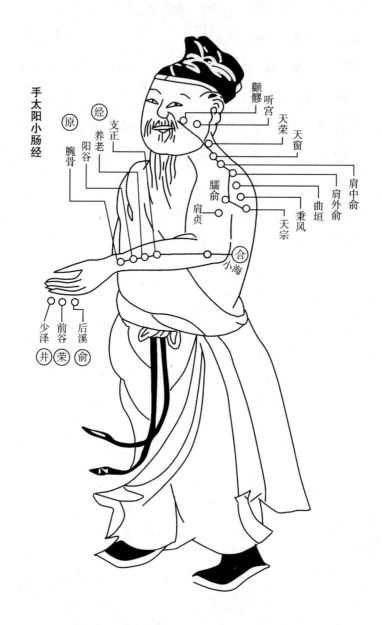

手太阳小肠经

颧髎
听宫
天荣
天窗
肩中俞
肩外俞
曲垣
秉风
天宗

经
支正
原
养老
阳谷
腕骨

臑俞
肩贞
合
小海

后溪
俞
前谷
荣
少泽
井

手太阴肺经经穴分寸歌

太阴中府三肋间，上行云门寸六许。

云在璇玑旁六寸，大肠巨骨下二骨。

天府腋三动脉求，侠白肘上五寸主。

尺泽肘中约纹是，孔最腕侧七寸拟。

列缺腕上一寸半，经渠寸口陷中取。

太渊掌后横纹头，鱼际节后散脉里。

少商大指内侧端，鼻衄喉痹刺可已。

中府　云门下一寸六分，去中行华盖穴六寸，乳上三肋之间陷中。

云门　在巨骨下，夹气户旁二寸，去中行璇玑穴六寸。

天府 禁灸　在臂臑内廉腋下三寸，以墨涂鼻尖取之，墨点到处是穴。

侠白　天府下，去肘上五寸。

尺泽　在肘中约纹中，屈肘横纹筋骨罅中。

孔最　腕侧七寸陷中。

列缺　腕后侧上一寸五分，以手交叉，当食指末，筋骨罅中是。

经渠　寸口陷中。

太渊　手掌后陷中。

鱼际　手大指本节后，内侧白肉际陷中①，又云：散脉肉际。

---

① 内侧白肉际陷中：原作"内居方足前侧陷"，据《针灸大成》《类经图翼》改。

少商　手大指内侧端，去甲角如韭叶。端，《类经·经脉篇》注云：指尖也。

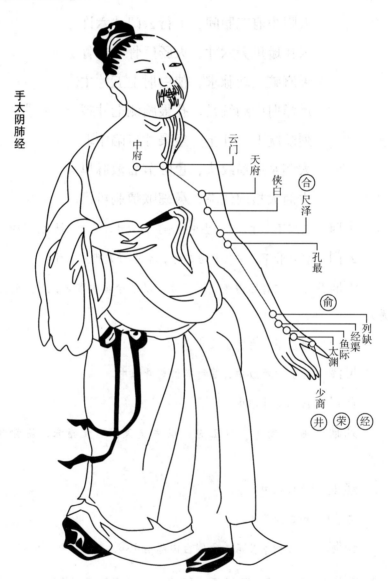

手太阴肺经

中府

云门

天府

侠白

(合) 尺泽

孔最

(俞)

列缺

经渠

鱼际

太渊

少商

(井) (荥) (经)

手厥阴心包络经穴分寸歌

心包穴起天池间，乳后傍一腋下三。

天泉曲腋下二寸，曲泽屈肘陷中参。

郄门腕后五寸许，间使腕后三寸看。

内关去腕后二寸，大陵掌后横纹间。

劳宫屈拳名中取，中指之末中冲端。

天池　腋下三寸，乳后一寸。

天泉　曲腋①下二寸，举臂②取之。

曲泽　肘内廉中大筋内侧，横纹中屈肘得之。

郄门　掌后去腕五寸。

间使　掌后三寸，两筋间陷中。

内关　掌后去腕二寸，两筋间，与外关相对。

大陵　掌后骨下横纹中，两筋间陷中。

劳宫　掌中央，屈无名指、中指两指之间取之。

中冲　中指端，去爪甲如韭叶。

---

① 曲腋：腋横纹弯曲处。

② 臂：原作"眉"，据《普济方》《针灸大成》《针方六集》改。

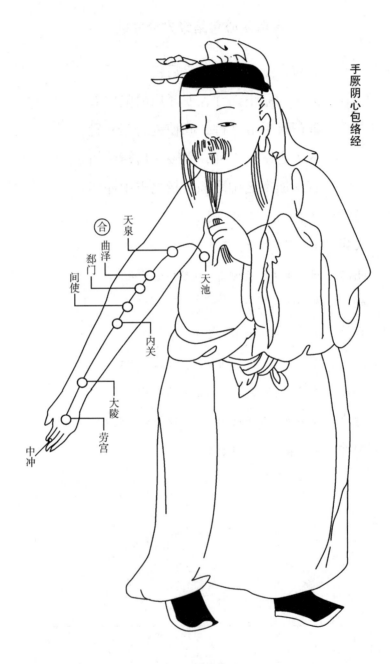

针灸全生

四四

天泉
合 曲泽
郄门
间使

天池

内关

大陵
劳宫

中冲

足少阴肾经经穴分寸歌

足心陷中是涌泉，然谷内踝一寸前。

太溪踝后五分是，大钟跟后踵中边。

水泉溪下一寸觅，照海踝下四分传。

复溜内踝后二寸，交信沿上二寸联。

二穴只隔筋前后，太阴之后少阴前。

筑宾内踝上腨分，阴谷膝下曲膝间。

横骨大赫并气穴，四满中注亦相连。

五穴上行皆一寸，中行旁开一寸边。

肓俞上行亦一寸，但在脐旁半寸间。

商曲石关阴都穴，通谷幽门五穴缠。

下上俱①是一寸取，各开中行寸半前。

步廊神封灵墟穴，神藏彧中俞府安。

上行寸六旁二寸，俞府璇玑二寸观。

涌泉　足心陷中，屈足卷掌宛宛中。

然谷　足内踝前起大骨下陷中。

照海　内踝下四分，微前高骨陷中，上有②踝骨，下有软骨，前后有筋，其穴居中。

太溪　内踝后五分，跟骨上动脉陷中。

大钟　足跟后踵中，大骨上两筋间。

---

① 俱：原作"但"，据《针灸大成》《针方六集》改。
② 有：原作"肩"，据《针灸大成》《针方六集》改。

水泉　内踝下，太溪下一寸是。

复溜　内踝上二寸，筋骨陷中，前傍骨是复①溜，后傍骨②是交信，二穴相去只隔一条筋。

交信　内踝上二寸，太阴后，少阴③前，筋骨间。

筑宾　内踝上腨五分。

阴谷　膝下内辅骨后，大筋下，小筋上，按之应手，屈膝乃得之。

横骨　大赫下一寸，肓俞下五寸，去中行一寸，阴上横骨中，宛曲如仰月④中央，按肓俞平脐。

大赫　肓俞下四寸⑤，去中行一寸。

气穴　肓俞下三寸，去中行一寸。

四满　肓俞下一寸，去中行一寸。

中注　肓俞下一寸，去中行一寸。

肓俞　直脐旁，去脐中一寸。

商曲　肓俞上一寸，去中行一寸半。

石关　肓俞上二寸，夹建里，去中行一寸半。

阴都　肓俞上三寸，夹中脘，相去一寸半。

通谷　肓俞上四寸，夹上脘，相去一寸半。

幽门　肓俞上五寸，夹巨阙，相去寸半。

步廊　神封下寸⑥六分，夹中庭，相去二寸。

---

① 复：原作"后"，据《针灸大成》《针方六集》改。
② 骨：《针灸大成》《针方六集》《类经图翼》均作"筋"，当从。
③ 少阴：原作"太阴"，据《普济方》《针灸大成》《针方六集》改。
④ 仰月：原作"卯月"，据《针灸大成》《针方六集》改。
⑤ 四寸：原作"十四寸"，据《普济方》《类经图翼》《针灸大成》《针方六集》删"十"。
⑥ 寸：原作"六"，据《针灸大成》《针方六集》改。

神封　灵墟下寸六分，膻中相去二寸。

灵墟　神藏下寸六分，夹玉堂，相去三寸。

神藏　彧中下寸六分，夹紫宫，相去二寸。

彧中　俞府下寸六分，夹华盖，相去二寸。

俞府　气舍旁，夹璇玑穴，相去中行二寸。

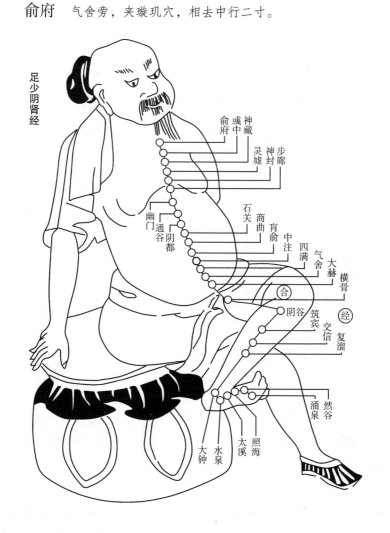

足少阴肾经

足厥阴肝经经穴分寸歌

大敦大指外侧端，行间两指缝中间。

太冲本节后二寸，中封内踝一寸前。

蠡沟内踝上五寸，中都上行二寸攀。

膝关犊鼻下二寸，曲膝纹头是曲泉。

阴包膝上四寸行，气冲三寸下五里。

阴廉穴①在气冲下，相去二寸牢记取。

急脉毛际二五旁，厥阴大络睾丸系。

章门脐上二寸量②，旁开六寸是穴地。

期门乳旁寸半开，直下寸半无烦拟。

大敦　足大指端，去爪甲如韭叶，反三毛中，一云内侧为隐白，外侧为大敦。

行间　足大指歧骨间。

太冲　足大指本节后二寸。

中封　内踝骨前一寸，筋里宛宛中。

蠡沟　内踝上五寸。

中都　内踝上七寸，胻骨中。

膝关　犊鼻下二寸，旁陷中。

曲泉　膝股上，内侧辅骨下，大筋上，小筋下，屈膝横纹头取之。

---

① 阴廉穴：原作"阳阴廉穴"，据《针灸大成》《针方六集》改。

② 量：原作"童"，据《针方六集》改。

阴包　膝上四寸，股内廉两筋间，蹺足取之，值①膝内侧，有槽中。

五里　气冲下三寸，阴股中，动脉应手。

阴廉　羊矢②下斜里三分，直上去气冲二寸，动脉陷中。羊矢在阴旁股内，约纹缝中皮肉间，有核如羊矢相似。

章门　大横外，直季肋端，在脐上二寸，旁开六寸。寸法：以两乳胸前横折作八寸，约取之，云肘尖尽处是穴。

期门　乳旁一寸半，直下一寸半，不容旁寸半，上直乳第二肋端。

急脉　在阴门毛中，阴上两旁相去同身寸二寸半，按之隐指坚然，甚按则痛引上下。其左者中寒，则上引少腹，下引阴丸，善为痛，为小腹急中寒。此两脉皆厥阴之大络，即睾丸之系也。可灸而不可刺，病疝、小腹痛者，即可灸之。

---

① 值：面对；遇到。引申为"当……之处"。

② 羊矢：经外奇穴名，出《备急千金要方》。位于腹股沟与耻骨联合上缘相接处，按之有小核（淋巴结）。主治疝气偏坠、瘿瘤、生殖器疾患。

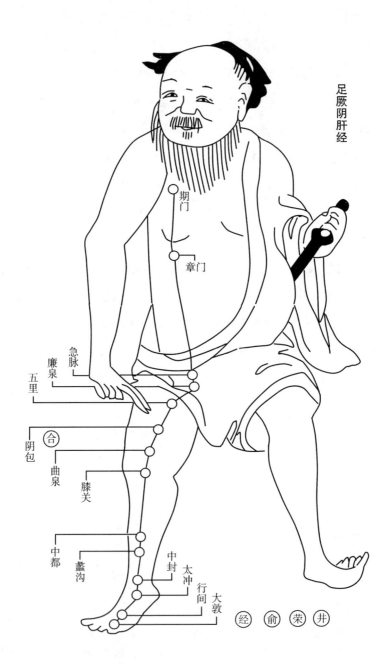

足厥阴肝经

期门

章门

急脉
廉泉
五里

合 阴包

曲泉

膝关

中都
蠡沟
中封
太冲
行间
大敦

经 俞 荣 井

手少阴心经经穴分寸歌

少阴心起极泉中，腋下筋间动引胸。

青灵肘上三寸觅，少海肘后五分充。

灵道掌后一寸半，通里腕后一寸同。

阴郄去腕五分的，神门掌后锐骨逢。

少府小指本节末，小指内侧是少冲。

极泉　臂内腋下筋间，动脉入胸中。

青灵　肘上三寸。

少海　肘内廉，节后陷中，去肘端五分，肘内横纹头，屈肘向头取之。

灵道　掌后寸半。

通里　腕侧后一寸陷中。

阴郄　掌后脉中，去腕五分。

神门　掌后锐骨端下陷中。

少府　手小指本节后，骨缝陷中。

少冲　手小指内侧，去爪甲角如韭叶许。

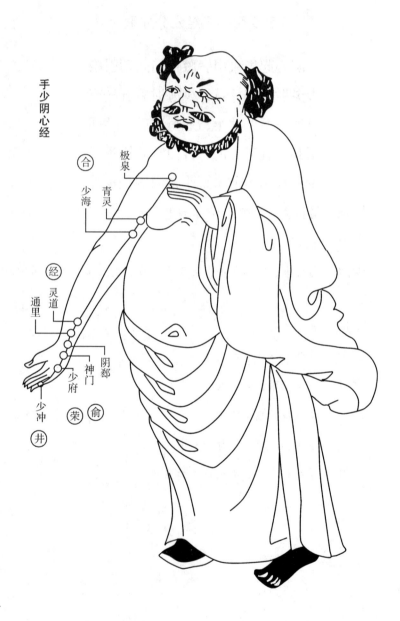

手少阴心经

极泉
合
青灵
少海
经
灵道
通里
阴郄
神门
俞
少府
荣
少冲
井

手少阳三焦经经穴分寸歌

关冲名指外侧端，液门小次指陷参。

中渚液门上一寸，阳池腕前表陷看。

外关腕后二寸陷，关上一寸支沟悬。

外开一寸会宗地，斜上一寸阳络焉。

肘前五寸称四渎，天井外肘骨后连。

肘上一寸骨罅处，井上一寸清冷渊。

消泺臂肘分肉际，臑会肩端三寸前。

肩髎臑上陷中取，天髎井后一寸传。

天牖耳后一寸立，翳风耳后角尖陷。

瘈脉耳后青脉络，颅息青络脉之尖。

角孙廓记发际取①，耳门耳前缺陷探。

和髎耳前横动脉，丝竹眉后陷中观。

关冲　手名指外侧端，去爪甲角如韭叶。

液门　小指次指间陷中。

中渚　名指本节后陷中，把拳取之。

阳池 禁灸　手表腕上陷中，自本节后骨直对腕中。

外关　腕后二寸两筋间陷中，与内关相对。

支沟　腕后臂外三寸，两骨间陷中。

会宗　腕后三寸。

---

① 取：原无，据上下文补。

三阳络　臂上大交脉，支沟上一寸①。

四渎　肘前五寸，外廉陷中。

天井　肘外大骨尖后，肘上一寸，辅骨上两筋，又骨罅中，屈肘拱胸取之。甄权云：在屈肘后一寸，叉手按膝头取之。

清冷渊　肘上二寸，伸肘举臂取之。

消泺　肩下臂外间，腋斜肘分下。

臑会　臂前廉，去肩端三寸宛宛中。

肩髎　肩端臑上陷中，斜举臂取之。

天髎　肩缺盆中，上毖骨②际陷中，须缺盆陷处，上有空，起骨上是穴，一曰直肩井后一寸。

天牖　颈大筋外，缺盆上，天容后，天柱前，完骨下，发际中，上夹耳后一寸，禁灸。

翳风　耳后尖角陷中，按之引耳中痛。

瘈脉　耳本后青络脉中。

颅息　耳后间青络脉。

角孙　耳廓中间上，发际下，开口有空。

丝竹空禁灸　眉后陷中。

和髎禁灸　耳前锐发下，横动脉中。

耳门　耳前起肉，当耳缺处陷中。

---

①　一寸：原作"二寸"，据《普济方》《类经图翼》《针灸大成》《针方六集》改。

②　毖（bì 必）骨：肩井后的突骨，相当于肩胛冈。

针灸全生

五四

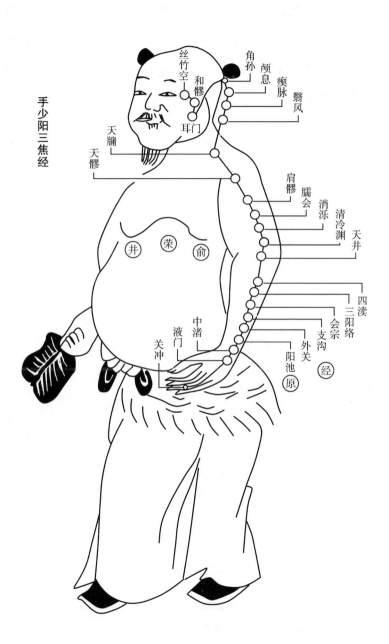

手少阳三焦经

丝竹空
和髎
耳门
角孙
颅息
瘈脉
翳风
天牖
天髎
肩髎
臑会
消泺
清冷渊
天井
四渎
三阳络
会宗
支沟
外关
阳池 原
经
中渚
液门
关冲
井 荣 俞

敬，茨杨鹤花根_{又名白鲜皮}，秤陀子根_{又名小凤藤}，刀头米，葫荳米，具具藤_{用碾砂系毛草根，甜酒引}。长强，水按板草根，要白根，黄根不用，坭①洗净，槐花、白凡②、冰片，燉猪藏服③。

---

① 坭：同"泥"
② 白凡：中药名。即白矾。
③ 敬茨杨鹤花根……燉猪藏服：此段内容与前后似无关，疑衍。

卷 一①

中 风

凡初中风跌倒，卒暴昏沉，痰涎壅滞，不省人事，牙关紧闭，药水不下，急以三棱针，刺手十指十二井穴，当去恶血。又治一切暴死恶候，不省人事，及绞肠痧，乃起死回生妙诀。

少商②二穴　商阳二穴　中冲二穴　关冲二穴　少冲二穴　少泽二穴

口眼㖞斜：听会、颊车、地仓。凡㖞向左，灸右；㖞向右，灸左。各㖞陷中，二七壮，艾炷如麦粒大，频灸之，取尽风气，以口眼正为度③。一法：以五寸长笔管，插入耳内，外以面塞四围竹管上头，以艾灸二七壮，左㖞灸右，右㖞灸左。

中风，风邪入腑，以致手足不遂：百会、耳前发际④、肩髃、曲池、风市、足三里、悬钟凡觉手足麻痹，或疼痛良久，此风邪入腑之候，宜灸此七穴，在左灸右，在右灸左。

---

① 卷一：原无，据文义补。
② 少商：此前原衍"禁"字，据《针灸大成》《针方六集》删。
③ 度：此后原衍"口"字，据《针灸大成》删。
④ 发际：原作"际发"，据《普济方》《针灸大成》《针方六集》乙正。

风邪入脏，气塞涎壅，不语，昏危：百会、大椎、风池、肩井、曲池、足三里、间使。凡觉心中愦①乱，神思不快，或手足麻痹，此风邪入脏②之候，宜灸此七穴，五七壮。如风势略，可遇春、秋二时，尤宜常灸以泄风气。若素有风人③，尤当留意。

中风，鼻塞，时流清涕，偏正头风，及生白屑，惊痫目上视，不识人：囟会禁针。

中风，头皮肿，目眩虚，振寒热，目疼不能远视：上星。

风痫瘾疹等症：印堂。

头项急，不能回顾：风府针，禁灸。

手不能举：禁④阳池。

腕酸不能屈伸，指疼不能握物：外关。

手弱不仁，拘挛不伸：手三里。

痰咳，肘挛，寒热惊痫：列缺。

惊怖，声音不出，腕肘酸痛：通里。

腰背拘急：委中禁灸。

腰膝疼痛，转筋拘急：承山。

腿脚麻木，冷痹冷痛：阳陵泉。

转筋拘急，行步无力，疼痛：昆仑。

腰胯疼痛，不得转侧，腰胁相引：环跳。

---

① 愦（kuì 愧）：昏乱；糊涂。亦"愦愦"或"愦乱"连用，义同。
② 脏：原作"脐"，据《普济方》《针灸大成》《针方六集》改。
③ 素有风人：指素体阳虚易中风者或曾中过风者。
④ 禁：疑衍，据《针灸大成》当删。

中风不语，手足瘫痪：囟会禁风、合谷、手三里、足三里、百会、肩髃、肩井、风市、环跳、委中、阳陵泉。

中风不醒人事：人中、中冲、合谷、哑门禁，大敦、百会、申脉禁。

口噤不开：颊车、地仓、人中、百会、承浆、合谷、廉泉。

半身不遂：悬钟、昆仑、合谷、肩髃、曲池、手三里、足三里、肩井、上廉、委中、行间、风市。

口眼斜㖞：地仓、颊车、人中、合谷、听会、承浆、翳风。

左瘫右痪：手、足三里、阳溪、阳辅、合谷、中渚、昆仑、行间①、风市、丘墟、曲池、阳陵泉。

两足麻木：阳辅、阳交、悬钟、行间。

手臂麻木：肩髃、肩井、曲池、合谷、列缺。

肘不能屈：腕骨。

冷风酸痛：肩井、曲池、手三里、下廉。

偏风：列缺、冲阳。

脊背反折：哑门、风府禁②。

身体反折：肝俞。

肘挛：内关。

---

① 行间：原作"行门"，据《针灸大成》及上下文义改。
② 禁：疑衍，据《针灸大成》当删。

眼戴上翻：丝竹空禁①。

吐涎：百会、丝竹空。

不识人：水沟、临泣、合谷。

风痹：天井、尺泽、少海、委中、阳辅。

风痫：神庭、百会、前顶、涌泉、丝竹空、神阙禁针②、鸠尾禁针。

惊痫：尺泽、少冲、前顶、束骨。

风劳：曲泉、膀胱俞。

风疰：肝俞、脾俞、肾俞、膀胱俞。

四肢麻木：肩髃、曲池、合谷、风市、腕骨、昆仑、行间、三里、悬钟、委中、通里、阳陵泉。

中风喑哑：支沟、复溜、间使、合谷、阴谷、鱼际禁灸、灵道、然谷、通谷。

中风痛：百会、肩井、肩髃、曲池、天井、间使、内关、合谷、风市、三里、解溪、昆仑、照海。

四肢风痛：曲池、风市、外关、阳陵泉、三阴交、手三里、公孙。

心惊中风，不省人事：中冲、百会、大敦、内关。

中风不语：少商禁灸、前顶、人中、膻中、合谷、哑门、申脉。

中风偏枯，疼痛无时：悬钟、太渊、曲池、肩髃、三

---

① 禁：疑衍，据《针灸大成》当删。
② 针：原作"斜"，据《针灸大成》改。

里、昆仑、申脉。

诸　风①

白虎历节风②，疼痛：肩井、三里、曲池、委中、合谷、行间、天应遇痛处针，强针出血、足临泣。

游风走注③，四肢疼痛：天应、曲池、三里、委中、临泣。

浮风，浑身瘙痒：百会、大椎、命门、太阳紫脉、风市、悬钟、水分、气海、血海、委中、曲池、临泣。

小儿急惊风，手足搐搦：印堂、百会、人中、中冲、大敦、太冲、合谷、列缺。

小儿慢脾风，目直视，手足搐，口吐沫：大敦、列缺、脾俞、百会、上星、人中。

伤　寒

汗不出，悽悽恶寒：大杼、肝俞、膈俞、陶道。

身热恶寒：后溪。

身热汗出，足厥冷：大都。

身热头痛，食不下：三焦俞。

---

①　诸风：原文无，据目录补。

②　白虎历节风：痹证的一种，由风寒湿邪侵入经脉，流注余关节所致。症见关节肿痛，游走不定。

③　游风走注：《针灸大成》作"走注风游走"。走注风：风痹别名，属痹证的一种。症见关节疼痛、游走不定。

身热而喘：三间。

汗不出：合谷、后溪、阳池_{禁灸}、厉兑、解溪、风池。

烦满，汗不出：风池、命门。

汗出寒热：五处、攒竹、上脘①。

身热头痛，汗不出：曲泉、神道、关元、悬颅。

少阳发热：太溪。

烦心喜呕，巨阙、商丘。

伤寒一日：太阳、风府。二日：阳明、内庭。三日：少阳、足临泣。四日：太阴、隐白。五日：少阴、太溪。六日：厥阴、中封。过经不解：期门。余热不尽：曲池、三里、合谷。又法：风门、合谷、行间、悬钟。身热头疼：攒竹、大陵、神门、合谷、鱼际_{禁②}、中渚、液门、少泽、委中、太白。

恶寒鼓颔：鱼际。身热：陷谷、太溪、三里、复溜、侠溪、公孙、太白、委中、涌泉。

寒热：风池、少海、鱼际、少冲、合谷、复溜、太白、足临泣。

汗不出：风池、鱼际、经渠、二间。

又法，无汗：内庭_泻、合谷_补、复溜_泻、大椎。

多汗：内庭_补、合谷_泻、复溜_补、大椎_{无补泻}。

大热不退：曲池、三里、复溜、悬钟、大椎、涌泉、

---

① 脘：原作"腕"，据文义改。
② 禁：疑衍，据《针灸大成》当删。

合谷。

呕哕：百会、曲泽、间使、劳宫、商丘。

发狂：大椎、间使、合谷、复溜、曲池、悬钟、涌泉。

不省人事：中渚、三里、大敦。

小便不通：阴谷、阴陵泉。

大便闭塞：照海、章门、支沟、太白。

胁痛：支沟、章门、阳陵泉、委中。

胸胁痛：大陵、期门、膻中、劳宫。

阴症伤寒：神阙灸、关元灸、气海二三百壮、百会灸。

发痉：曲池、合谷、复溜。

发黄：腕骨、申脉、外关、涌泉。

背恶寒，口中和：关元灸。

恶风：先刺风府、风池后饮桂①枝葛根汤。

胸胁满兼谵语：期门针。

结胸：期门针、肺俞针。

咳逆胸中气不交也，水火相搏而有声：期门针。

小腹满，腹中急痛：委中或夺命穴②等处。

烦躁伤寒六七日，脉微，手足冷，烦躁：厥阴俞灸。

蓄血：期门。

呕吐：太冲、中封灸。

---

① 桂：原作"推"，据《针灸大成》及上下文义改。
② 夺命穴：经外奇穴。

四逆：气海、肾俞、肝俞。

郁冒：关冲、少泽、至阴、窍阴。

头痛，或胃闷如结胸状：刺大椎、肺俞、肝俞，慎不可汗。

霍乱腹痛：委中。

妇人因血结胸，热入血室：刺期门；又以黄连、巴豆七粒作饼子，置脐中，以火灸之，得利为度。

太阳少阳并病：刺肺俞、肝俞。如头痛，刺大椎。

小便不利，阴寒甚，下闭者，灸之。阴症，小便不利，阴囊缩，腹痛欲死者：灸石门。

中风要穴：神阙、风池、百会、曲池、翳风、风市、环跳、肩髃。皆可灸之以疏风，针之以导气。

热病，汗不出：刺商阳、合谷、阳谷、侠溪、厉兑、劳宫、腕骨以导气；热病，汗不止：刺陷谷以泄热。

头痛　头眩　头风

头痛：百会、上星、风府、风池、攒竹、丝竹空、小海、阳溪、后溪、中冲、中渚、合谷、腕骨、大陵、阳陵、昆仑、太阳。

项强痛：颊车、风池、肩井、少海、后溪、前谷。

头风：上星、前顶、百会、合谷、阳谷、关冲、昆仑、侠溪。

偏正头风：风池、丝竹空、率谷、合谷、中脘、三里、解溪。又法：百会、前顶、神庭、上星、攒竹、头维。

头风，目眩：解溪、丰隆、风池、合谷、上星、三里。又，垂手着腿，灸虎口内。

风眩：临泣、阳谷、腕骨、申脉。

头风，顶痛：百会、上星、合谷、中脘、三里、风池、膻中。先取其痰，次取其风，故中脘、膻中皆所不废。

偏头痛：头维、脑户①、囟会、通谷。

醉头风②：攒竹、印堂、三里、中脘、膻中、风门。

眉头疼痛：攒竹、头维。

眉棱痛：肝俞。

脑痛：上星、风池、脑空、天柱、少海。

头眩：目窗、百会、申脉、至阴、络却。

颊肿：颊车。

面肿：水分、水沟、上星、攒竹、支沟、间使、中渚、液门、解溪、行间、厉兑、谚譆、天牖、风池。

颈项俱痛：百会、后顶、合谷。

项风冷泪：攒竹、合谷。

头肿：上星、前顶、大陵、公孙。

头风目赤：通里、解溪。

---

① 户：原作"泻"，据《针灸大成》改。

② 醉头风：痰饮眩晕的别称。《循经考穴编》："痰饮头晕，呕吐不已，恶闻人声，名曰醉头风。"

颊颔肿：阳谷、前谷、腕骨、商阳、丘墟、侠溪、手三里。

头项强急：风府。

头目浮肿：目窗、陷谷。

面浮肿：厉兑。

头重身热：肾俞。

头目眩疼，皮肿，生白屑：灸囟会。

面痒如虫行：迎香。

两腮颊痛红肿：大迎、后溪、颊车、合谷。

颈项强痛不能回顾：承浆先泻后补、风池、风府、后溪。

头风，呕吐，眼花：神庭。

头风，眼痛：上星。

耳　目

耳鸣：百会、听宫、听会、耳门、络却、阳溪、阳谷、前谷、后溪、腕骨、中渚、液门、商阳、肾俞。

耳内虚鸣：肾俞、三里、合谷、太溪、听会。

暴声耳鸣：耳门。

气闭耳聋：听宫、听会、翳风、三里、合谷。

又法，耳聋：关冲①、窍阴、商阳、中冲、听会、听宫、天牖。

重听无闻：耳门、风池、侠溪、翳风、听宫、听会。

耳不闻声：听会、商阳、少冲、中冲、后溪。又治耳内蝉鸣。

耳根红肿疼痛：合谷、翳风、颊车、外关、听会、三里。

耳内或鸣或痒或痛：上关、合谷、听会、外关。

聤耳：耳门、翳风、合谷、听会、三里。

目赤：目窗、大陵、合谷、液门、上星、攒竹、丝竹空。

红肿血贯睛：睛明、鱼尾出血、瞳子髎。

心火眼红：迎香。

目赤肤翳：太渊、侠溪、攒竹、风池。

赤烂：阳谷。

赤翳：攒竹、后溪、液门。

白翳：临泣、肝俞。

目生翳膜：合谷、临泣、角孙、液门、后溪、中渚、睛明、四白。

迎风有泪：头维、睛明、临泣、风池。又法：攒竹、大骨空、小骨空、三阴交。

目常自泪：临泣、百会、液门、后溪、前谷、肝俞。

风火生翳：手中指本节间尖三壮、膏肓、肝俞、商阳。

目昏：头维、攒竹、睛明、目窗、百会、风府、风池、合谷、肝俞、肾俞、丝竹空。

目眩：临泣、风池、风府、阳谷、中渚、液门、鱼际、丝竹空。

目痛：阳溪、二间、三间、大陵、前谷、上星。

眼痒痛：光明、五会。

眼睫毛倒：丝竹空。

眶烂泪出：头维、颧髎。

翳膜不散：肝俞、命门、合谷、商阳、瞳子髎。

夜不见物：睛明、合谷、四白、太阳、光明、大骨空、小骨空。又法：灸手大指甲后一寸，内廉横纹头白肉际，各一①壮。

目生内障：瞳子髎、合谷、临泣、睛明、光明、天府、风池。

目生外障：小骨空、太阳、睛明、合谷、临泣、攒竹、三里、内眦灸五壮，即眼头尖上。

风眼赤烂：睛明、四白、合谷、临泣、二间、三里、光明、大骨空、小骨空。多灸，良。

暴赤肿痛：合谷、三里、睛明、太阳、攒竹、丝竹空。

眼睑𥆧动：头维、攒竹。

眼红肿痛：睛明、合谷、四白、临泣、太溪、肾俞、行间、劳宫。

---

① 一：原脱，据《针灸大成》补。

目生翳膜，隐涩难开：外关、睛明、合谷、肝俞、鱼尾。

胬肉攀眼：和髎、睛明、攒竹、肝俞、委中、合谷、肘尖、照海、列缺、十宣。又法：风府、风池、睛明、合谷、太阳、期门、行间、外关。

风沿烂眼，迎风冷泪：外关、攒竹、丝竹、二间、小骨空。

怕日羞明：小骨空、合谷、攒竹、二间、行间、睛明、光明。

鼻 病

不闻香臭：迎香、上星、五处、禾髎、水沟、风府、大椎、太渊。

鼻流清涕：上星、人中、风府、百会、风池、风门、大椎。

脑寒泻臭：上星、曲差、合谷、水沟、迎香。

鼻渊鼻窒①：上星、禾髎、人中、百会、大椎、风池、风府、风门。

鼻衄不止：合谷、上星、大椎、风府、迎香、人中、印堂、京骨。

又法：上星二七壮、悬钟、囟会。又灸项后发际，两

---

① 鼻窒：原作鼻痣。据《针灸大成》改。

筋间宛宛中。又法：风府、曲池、合谷、二间、三间、后溪、前谷、委中火血①、申脉、昆仑、厉兑、上星、隐白、腕骨出血。

鼻衄不止：少泽、心俞、膈俞、涌泉、外关。又法：风府、二间、迎香。

鼻塞：上星、临泣、百会、前谷、厉兑、合谷、迎香。又法：列缺、上星、风门。

清涕喷嚏②：神门、肺俞、太渊、三里、列缺。

鼻渊涕臭：曲差、上星、百会、风门、迎香、列缺。

瘜肉闭塞：列缺、印堂、迎香、上星、风门。

暴热，血溢口鼻：天府。

口　舌

口干：尺泽、曲泽、大陵、二间、少商、商阳。

唇肿，口内生疮：海泉、人中、承浆、合谷、金津、玉液、长强。

口眼㖞斜：颊车、合谷、地仓、人中、承浆、瞳子髎、百会。

口疮臭秽：列缺、十宣、人中、金津、玉液、承浆、合谷。

口臭：少冲、通里、人中、十宣、金津、玉液、

---

① 火血：诸本同，疑为"出血"之误。
② 喷嚏：喷嚏。

列缺。

舌热生疮：关冲、外关、人中、迎香、金津、玉液、列缺、地仓。

口内生疮_{名枯曹风}：兑端、支沟、承浆、十宣、外关。

舌吐不收_{名曰阳强}：涌泉、兑端、少冲、神门、外关。

舌缩难言_{名曰阴强}：心俞、膻中、海泉、外关。

唇裂干痛：承浆、少商、关冲、外关。

舌强难言：关冲、承浆、中渚、聚泉、外关。

舌肿胀：十宣、海泉、金津、玉液、外关、天突、少商、廉泉。

颊肿生疮_{名猪腮风}：合谷、列缺、地仓、颊车、承浆、三里、金津、玉液。

口噤：颊车、支沟、外关、列缺、内庭、厉兑。

舌缓：太渊、合谷、冲阳、内庭、昆仑、三阴交、风府。

舌强：哑门、少商、鱼际、二间、中冲、阴谷、然谷。

舌黄：鱼际。

口苦：关冲_{出血}。

口臭：大陵、人中、龈交、承浆。

失音不语：间使、支沟、灵道、鱼际、合谷、阴谷、然谷、复溜。

重舌：舌柱，舌下之筋也。

齿　牙

齿牙肿痛：太溪、颊车、龙玄①、合谷、承浆。

上牙痛，太溪、太渊、人中。又灸臂上起肉中五壮。

下牙痛：合谷、龙玄、承浆、颊车、肾俞、二间、三间。又灸腕上五寸两筋间五壮。

齿寒痛：少海、商阳。

齿龋：少海、小海、液门、阳谷、合谷、二间、内庭、厉兑。

龈痛：角孙、小海。

牙痛：曲池、少海、阳谷、阳溪、三间、液门、颊车、内庭、太溪、内踝尖上，灸五壮。

牙疳蚀烂生疮：承浆。

齿腐：承浆、劳宫。

不能嚼物：角孙。

牙齿疼痛：后溪、列缺、人中、颊车、太溪、太渊。

齿痛：厉兑、商阳、二间、三间、地仓、巨髎。

牙齿及两颔肿痛：人中、合谷、太溪、外关。

上齿痛：角孙、合谷、阳溪、偏历。

上牙痛及牙关不开：太渊、颊车、合谷、太溪、外关。

---

① 龙玄：经外奇穴名，位于前臂桡侧腕横纹上 2 寸，列缺上 0.5 寸静脉处。

下齿痛：温溜、大迎。

下牙痛及颊项红肿：外关、阳溪、太溪、承浆、颊车。

咽　喉

咽喉闭塞：照海、风池、少商、天突、商阳、十宣、后溪。

双蛾：少商、金津、玉液、十宣、后溪。

单蛾：少商、合谷、廉泉、天突、关冲、后溪，甚者令病人张口以箸压舌，用三棱针刺肿上，多出血，仍用吹药。

益痛：涌泉、然谷。

喉痹：颊车、合谷、少商、尺泽、经渠、阳溪、大陵、二间、前谷。

咽中如梗：间使、三间。

咽肿：中渚、太溪。

燕①食不下：膻中灸。

咽闭：曲池、合谷。

喉痛：风府。

喉痹，舌卷：关冲。能言者，厉兑、冲阳、三里；不能言者，商阳、合谷、阳溪。

---

① 燕：同"嚥（咽）"。吞咽。

喉痹：少商、合谷、丰隆、涌泉、关冲，兼以三棱针刺十指背甲根下，排刺三针，出血，仍用药吹之。

颈　项

颈项强痛不能回顾：后溪、承浆、风池、风府、合谷。又法：肩中俞、肩外俞、少泽。

不能俯仰：玉枕、大杼、风门。

颈项拘急，引肩背痛：后溪、承浆、百会、肩井、中渚。

颈项难转：申脉、后溪、合谷、承浆。

项脑攻疮：申脉、百劳即大椎、合谷、强间、委中。

头项肩痛：至阴、京门。

头项红肿强痛：足临泣、承浆、风池、肩井、风府。

项生瘰疬绕项起核，名蟠蛇疬：外关、天井、风池、肘尖灸、缺盆、十宣。

颈项红肿不消，名项疽：风府、肩井、承浆。

头项俱痛：百会、后顶、合谷。

失枕，颈项痛：肩外俞、肩井、阳关灸。

肩　背

肩背酸痛：风门、肩井、中渚、支沟、后溪、腕骨、委中。

肩背引痛：二间、商阳、委中、昆仑。

背痛：经渠、丘墟、鱼际、昆仑、京骨。

肩痹痛：肩髃、天井、曲池、阳谷、关中。

肩背红肿疼痛：肩髃、风门、中渚、大杼、膏肓、肺俞。

肩背痛：肩髃灸、曲池。

肩背风痛：背缝穴在肩端骨下直腋缝尖，针两寸，灸七壮。

背与心相引面痛：天突、中脘、中枢、关元。

手臂肘腋指

手臂麻木：肩髃、曲池、合谷、肩井、列缺。

冷风湿痛：肩井、曲池、手三里、下廉、五里手、经渠、上廉。

手臂红肿：五里、曲池、通里、中渚、合谷、尺泽、液门、肩髃。

红肿及疽：中渚、液门、曲池、合谷、上都、阳池。

手臂拘挛，筋紧不开：阳池、合谷、尺泽、曲池、中渚、肩髃、少商、三里。

臂外廉痛：太渊。

臂腕侧痛：阳谷。

手臂痛不能举：曲池、尺泽、肩髃、三里、少海、太渊、阳池、阳溪、前谷、阳谷、合谷、液门、外关、腕骨。

肘臂痛：肩髃、曲池、通里、三里。

手腕无力：腕骨、列缺、曲池。

肘劳：天井、曲池、间使、阳溪、阳谷、中渚、太渊、腕骨、列缺、液门。

肘挛：尺泽、肩髃、小海、间使、大陵、后溪、鱼际。

手臂麻木：天井、曲池、外关、经渠、支沟、阳溪、腕骨、上廉、合谷。

肘臂手指不能屈伸：曲池、三里、外关、中渚。

腋痛：少海、间使、少府、阳辅、丘墟、临泣足、申脉。

手臂冷痛：肩井、曲池、上廉、下廉、三里、五里、经渠、外关。

手热：劳宫、曲池、曲泽、内关、列缺、经渠、太渊、中冲、少冲。

掌中热：列缺、经渠、太渊。

风痹肘挛：尺泽、曲池、合谷。

腋肘肿：尺泽、小海、间使、大陵。

五指皆痛：外关。

腋下肿：阳辅、丘墟、临泣足。

手挛指痛：少商。

手指节痛，不能屈伸：外关、阳谷、合谷、五虎①、腕骨。

---

① 五虎：经外奇穴名，出《类经图翼》。在手食指无名指背间，本节前骨尖上各一穴，即手背第二、四掌骨小头高点，握拳取之。

两手颤掉，不能握物：临泣足、曲泽、腕骨、合谷、中渚。

手指拘挛，伸缩疼痛：临泣足、尺泽、阳溪、中渚、五虎手十指节握拳指尖，小麦柱灸五壮。

两手发热五指疼痛：临泣足、阳池、液门、合谷。

手腕起骨痛，名绕踝风：太渊、腕骨、大陵、临泣。

手膊痛连肩背：临泣足、肩井、曲池、中渚。

手臂生毒，名附筋发背：液门、中渚、合谷、外关、申脉。

手臂背生毒，名附骨疽：申脉、天府、曲池、委中。

臂掌不可屈：内关①。

心胸胁腹

心痛：曲泽、间使、内关、大陵、神门、太渊、太溪、通谷、心俞、巨阙。

肾心痛痛引背，善瘈，如从后触其心，曲不能伸者：京骨、昆仑、然谷、太溪。

胃心痛胸腹胀满，心尤痛甚：大都、太白、隐白、巨阙、足三里连承山。

脾心痛如锥刺心：然谷、太溪、内关、大都五壮、太白五壮、足三里连承山。

---

① 内关：原作"内阁"，据《针灸大成》改。

肝心痛色苍苍如死状，终日不得太息：行间、太冲，均七壮。

肺心痛色不改变，动作益甚：鱼际三壮、太渊五壮、尺泽五壮、上脘、膻中胸痹痛。

心痛：筋缩。宜先按之，按已而刺，刺后复按，其痛当已，如不已，则上而手经，下而足经，求其故而刺之，则立已矣。

九种心痛①一切冷气：大陵、中脘、隐白、公孙。

霍乱心痛呕吐痰涎：巨阙灸。

心痞闷痛：内关、大陵、中脘、阴交。

心痛食不化：中脘。

心烦：神门、阳溪、解溪、鱼际、腕骨、少商、公孙、太白、至阴。

卒心痛，不可忍，吐冷酸水。灸足大指次指内横纹中，各七壮，炷如小麦大，立时即愈。按：此穴能治诸气痛及外肾吊疝、小肠气等症，灸男左女右。

烦渴心热：曲泽。

心烦怔忡：鱼际。

心腹胀满：悬钟、内庭。

心胸疼痛：大陵、内关、曲泽、上脘、中脘、三里。

心内怔忡：心俞、内关、神门、照海。

心中烦闷：阴陵、内关。

心性呆痴悲泣不已：通里、后溪、神门、大钟。

---

① 九种心痛：原作"九肿心痛"，据文义改。

心惊发狂不识亲疏：后溪、少冲、心俞、中脘、十宣。

健忘易失言语无记：后溪、心俞、通里、少冲。

心中惊悸言语错乱：少海、少府、心俞、后溪。

虚惕不安：乳根、通里、胆俞、心俞、后溪。

心脏诸虚或歌或笑，惊悸怔忡：心俞、通里、后溪、灵道。

心虚胆寒，四体颤掉：胆俞、通里、临泣足、后溪。

心惊中风，不省人事：中冲、百会、大敦、后溪、心风、心俞、中脘。

劳心思虑，忘前失后：百会灸。

心惊恐惧：曲泽、天井、灵道、神门、大陵、鱼际、二间、液门、少冲、百会、厉兑、通谷、巨阙、章门。

心烦喜噫：少商、太溪、陷谷。

心痹悲恐：神门、大陵、鱼际。

心中烦闷：腕骨。

心气痛连胁：百会、上脘、支沟、大陵、三里。

心下如林，系积聚：中脘、百会。

心恍惚：天井、巨阙、心俞。

胁肋痛：支沟、章门、期门、外关、行间、中封、阳陵泉。

胸中刺痛：内关、大陵、彧中、公孙。又法，如属痰者：劳宫、膻中、间使、公孙。

胸中满痛：劳宫、通里、大陵、膻中、公孙。

胸膈痞结：涌泉、膻中、少商、内关、列缺。

风壅气滞，心腹刺痛：风门、膻中、劳宫、三里、内关。

气攻胸痛：通里、大陵、照海。

胸腹胀，气喘：合谷、三里、期门、乳根。

腹痛：内关、陷谷、三里、行间、阴谷、太白、阴陵、中脘、复溜、气海、太溪、膈俞、昆仑、脾俞、肾俞。

又法：膏肓、天枢、气冲。

又法：内关、三里、中脘、关元、水分、天枢。

腹脐胀满：公孙、水分、天枢、内庭。

脐腹疼痛：列缺、中府、膻中、少泽、大敦、太渊、阴交。

腹痛下利：列缺、天枢、内庭、阴交。

寒痛泄泻：列缺、中脘、天枢、关元、阴交。

心腹胀大如盘：照海、膻中、中脘、水分、三阴交。

腹引腰痛：太冲、太白。

胸中噎塞痛：列缺、内关、大陵、膻中、三里。

绕脐痛：水分、神阙、气海。

脾胃气虚，心腹胀满：内关、太白、三里、气海、水分。

胁肋痛，心脘疼：内关、行间、气海、阳陵。

痞块不散胸中冈痛：内关、中脘、大陵、阴交。

小腹痛：阴市、中封、承山、大敦、下廉、小海、复溜、关元、肾俞。

小腹胀满：内庭、三里、阴交、照海、大敦、中脘、气海。专治妇人血块，攻筑疼痛，小便不利，妇人诸般气痛。

小腹冷痛：照海、肾俞、气海、关元、三阴交。

小腹胀痛：中封、内庭、然谷、大敦、气海。

脐痛：曲泉、中封、水分。

夹脐痛：上廉。

腹胁痛：阳陵、三里、上廉。

胁痛：窍阴、行间。

胸连胁痛：期门、章门、丘墟、行间、涌泉。

小腹有积：厥阴俞、期门、章门、居髎、京门、三里。

腹满：少商、通谷、阴市、太白、三里、大都、曲泉、隐白、昆仑、陷谷、商丘、行间。

腹胀：尺泽、三里、曲泉、阴谷、阴市、阴陵、商丘、公孙、内庭、太溪、太白、厉兑、隐白、膈俞、肾俞、中脘、大肠俞。

腹坚大：三里、冲阳、阴陵、期门、丘墟、水分、解溪、神阙、膀胱俞。

鼓胀：复溜、中封、公孙、太白、水分、三阴交。

跌仆停瘀，腹胁胀满：然谷出血、太冲、大敦。

心痛暴胀，胸胁支满：然谷出血令人立饮食。

脾　胃

胃脘痛：太渊、鱼际、三里、两乳下各一寸，各三十壮、膈俞、胃俞、肾俞。

胃寒呕吐：内关、内庭、中脘、气海、公孙。

胃热不食：下廉。

胃胀不食：水分。

支满不食：肺俞。

不能食：少商、三里、然谷、膈俞、胃俞、大肠俞。

不嗜食：中封、然谷、内庭、厉兑、隐白、阴陵、肺俞、脾俞、胃俞、小肠俞。

噎食不下：劳宫、少商、太白、公孙、三里、膈俞、心俞、胃俞、三焦俞、大肠俞、中脘、中魁①。

翻胃：先取下脘，后取三里泻。胃俞、膈俞百壮、中脘、脾俞。又法：中脘、脾俞、中魁穴在中指第二节尖上、三里、太白。

五噎饮水不能进：劳宫、中脘、中魁、三里、大陵、支沟、上脘、脾俞、胃俞、膻中、太白、下脘、食关②。

脾寒：三间、中渚、液门、合谷、商丘、阴交、中封、照海、陷谷、太溪、至阴、腰俞。胃热：悬钟。

---

① 中魁：经外奇穴名。出《类经》。位于手中指背侧，近侧指间关节的中点处。

② 食关：经外奇穴名。出《医经小学》。《养生镜》："食关穴，建里旁各开寸半。"

脾虚腹胀，谷不消：三里。胃寒有痰：膈俞。

脾病溏泄：三阴交。脾虚不便：商丘、三阴交三十壮。

胃脘停食刺痛：中脘、三里、解溪。

胃脘停痰口吐清水：中脘、厉兑、巨阙、公孙。

腰　　病①

腰痛：肩井、环跳、阴市、三里、委中、承山、阳辅、昆仑、腰俞、肾俞。

腰脊强痛：人中、委中。

肾虚腰痛：肾俞、委中、太溪、白环俞。

闪挫腰胁痛：尺泽、委中、人中、昆仑、束骨、支沟、阴陵泉。又法：尺泽、曲池、合谷、三里手、阴陵、阴交、行间、足三里。

腰痛难移：风市、委中、行间。

腰痛不能举：仆参。

腰脊重痛：腰俞、委中、涌泉、小肠俞、膀胱俞。

腰脚痛：环跳、风市、阴市、委中、承山、昆仑、申脉。

腰痛不能久立，腿膝胫酸，四肢不举：跗阳。

腰背强直不能转侧：腰俞、肺俞。

腰脊痛楚：委中、复溜。

---

① 腰病：原作"腰"，据目次改。

腰脊伛偻：风池、肺俞。

腰痛引少腹：下髎。

腰背牵痛，难以转侧：天牖、风池、合谷、昆仑。

腰痛不能转侧冷痹①，脚筋挛急，不得屈伸：灸两脚曲腘②纹头，四处一同灸，用两人两边齐吹，吹至火灭。若午时灸，至晚或脏腑鸣，或行三次，即愈。

腰背强不可俯仰：腰俞、膏肓、委中、申脉出血。

肢节烦疼，牵引腰脚：肩髃、曲池、昆仑、阳陵、申脉。

腰脊项背俱痛：申脉、肾俞、肩井、人中、委中。

腰痛，起止艰难：申脉、然谷、膏肓、委中、肾俞。

闪挫腰痛：脊中、临泣、委中、腰俞、肾俞。

肾虚腰痛：肾俞、临泣、脊中、委中。

湿滞腰痛：临泣、脊中、腰俞、委中、肾俞。

腰胯痛名寒疝：临泣、五枢、委中、三阴交。

腿膝足病③

腿膝痛名腿人风：临泣、环跳、委中、阳陵泉。

两膝红肿疼痛名鹤膝风：临泣、膝关、行间、风市、阳陵泉。

---

① 冷痹：原作"冷脾"，据《针灸大成》改。

② 曲腘："腘"作"肘"解。有的地方把膝腘部亦俗称为"肘"，且常"曲肘"连称，乃因膝腘部状似手肘部，故称。

③ 腿膝足病：原作"腿膝足"，据目次改。

足跗发热五指节痛：冲阳、临泣、侠溪、十宣足。

足外踝红肿名穿踝风：临泣、昆仑、丘墟、照海。

内踝红肿名绕踝风：外关、太溪、丘墟、临泣、昆仑。

足指节痛，不能行步：外关、内庭、太冲、昆仑、三里。

足底发热名虚热：临泣、涌泉、京骨、合谷。

两足颤掉，不能移步：临泣、太冲、昆仑、阳陵泉。

足跗肿痛，久不能消：临泣、行间、申脉。

足指拘挛，筋紧不开足十指节屈指指尖上，炷如小麦，灸五壮：临泣、丘墟、公孙、阳陵泉。

足背生毒名发背：内庭、侠溪、行间、委中、申脉。

膝胫酸痛：临泣、行间、悬钟、太冲、膝眼、三里。

腿寒痹痛：四关、悬钟、风市、环跳、三阴交、临泣。

脚背疼痛：丘墟针，针出血、解溪、商丘。

足心痛：昆仑。

两足麻木：阳辅、阳交、悬钟、行间、昆仑、丘墟。

两膝红肿疼痛：膝关、委中、阳陵泉、中脘、丰隆。

足不能行：丘墟、三里、行间、阳辅、昆仑、阴交、太冲、复溜。

脚腕酸：委中、昆仑。

脚弱无力：公孙、三里、悬钟、申脉、昆仑、阳辅。

红肿脚气生疮：照海、昆仑、京骨、委中、三里、阴交。

脚背红肿痛：太冲、临泣、行间、内庭、丘墟、昆仑。

穿跟草鞋风：照海、丘墟、商丘、昆仑、太冲、解溪。

风痛不能转侧，举步艰难：环跳、风市、昆仑、居髎、三里、阳陵、五枢、阳辅、支沟。

两腿如冰：阴市。

足寒如冰：肾俞。

腨肿：承山、昆仑。

腿膝痠痛：环跳、阳陵、丘墟。

股膝内痛：委中、三里、三阴交。

脚膝痛：委中、三里、曲泉、阳陵、风市、昆仑、解溪。

足痿不收：复溜。

膝胻股肿：委中、三里、阳辅、解溪、承山。

足麻痹：环跳、阴陵、阳辅、太溪、至阴。

风痹，脚胻麻木：环跳、风市。

足胻寒：复溜、申脉、厉兑。

脚气：肩井、膝眼、风市、三里、承山、太冲、丘墟、行间。

髀枢痛：环跳、阳陵、丘墟。

足寒热：三里、委中、阳陵、复溜、然谷、行间、中封、大都、隐白。

战掉胻酸：承山、金门。

脚肿：承山、昆仑、然谷、委中、下廉、环跳、风市。

足挛：肾俞、阳陵、阳辅、悬钟。

脚弱：委中、三里、承山。

足缓：阳陵、冲阳、太冲、丘墟。

脚痛：环跳。

足不能行：三里、曲泉、委中、阳辅、阴交、复溜、冲阳、然谷、申脉、行间、脾俞。

膝以上病：灸环跳、风市。

膝以下病：灸犊鼻、膝关、三里、阳陵。

足踝以上病：灸三阴交、悬钟、昆仑。

踝以下病：灸照海、申脉。

脚气：一风市百壮或五十壮，二伏兔针三分，禁灸，三犊鼻五十壮，四膝眼，五三里百壮，六上廉，七下廉百壮，八悬钟。

脚转筋：脚踝上一壮。内筋急灸内，外筋急灸外。

转筋久未愈者：承山二七壮。

咳嗽哮喘

咳嗽：列缺、经渠、尺泽、鱼际、少泽、前谷、三里、解溪、昆仑、肺俞、膻中。

风寒咳嗽：列缺、膻中、风门、合谷、风府、太渊、肺俞。

咳引胁痛：肝俞。

痰涎：阴谷、然谷、复溜。

哮吼嗽喘：俞府①、天突、膻中、肺俞、三里、中脘、膏肓、气海、关元、乳根。

哮喘气促痰盛：列缺、丰隆、俞府、膻中、三里。

哮喘胸膈急痛：列缺、彧中、天突、肺俞、三里。又取璇玑、气海、天突、膻中。

哮喘不得卧：列缺、太渊、俞府、风门、中府、三里、膻中。

久咳不愈，咳唾血痰：风门、太渊、膻中、列缺。

嗽而胁胸闭痛：肺俞、肝俞、膻中、三里。

咳嗽，红痰：百劳即大椎、肺俞、肾俞、中脘、三里、膏肓、乳根。

久咳不愈：肺俞、三里、膻中、乳根、风门、缺盆。

肺痈咳嗽：肺俞、膻中、支沟、大陵、风门、三里。

咳嗽多痰：肺俞、丰隆。

咳嗽：灸天突、肺俞、肩井、少商、然骨、肝俞、期门、行间、廉泉、扶突，针曲泽出血，立已、前谷。

喘不能行：中脘、期门、上廉。

诸虚损劳症：肩井、大椎、膏肓、脾俞、胃俞、肺

---

① 俞府：原作"腧府"，据《针灸大成》改。

俞、下脘、三里。

疟疾_{附热病五十九刺}①

足太阳疟，腰痛头重，寒从背起，先寒后热，热甚貌熇熇暍暍然②。热止汗出，难已，刺委中_{出血}、金门。

足少阳疟，身体解㑊③，寒不甚，热不甚，恶见人，见人心扬扬然，热多汗出甚，侠溪主之。_{解㑊，谓不耐烦劳、行迹用倦也。}

足阳明疟，先寒，洒淅洒淅④，寒甚久乃热，热去汗出，喜见日月光，火气乃快然，刺冲阳。

足太阴疟，令人不乐，好太息，不嗜食，多寒热，汗出，病至则善呕，呕已乃衰，取公孙、隐白、太白。

足少阴疟，令人呕吐甚，多寒热，热多寒少，欲闭户牖而处，其病难已，可取大钟、太溪。

足厥阴疟，令人腰痛，少腹满，小便不利，如癃状，非癃也，数便，意恐惧，气不足，腹中悒悒⑤，刺太冲。

---

① 附热病五十九刺：原无，据目次补。

② 熇（hè 赫）熇暍（yē 耶）暍然：形容火热炽盛的样子。熇熇，火势炽热；暍暍：形容极热。

③ 解㑊：亦作"懈㑊"病名。症见肢体困倦、筋骨懈怠、肌肉涣散无力。《素问·平人气象论》："尺脉缓涩，谓之解㑊。"

④ 洒淅洒淅：寒颤貌。形容病人恶风寒时好像被冷水喷洒在身上的感觉。

⑤ 悒悒：愁闷不安，积滞郁结。

肺疟，令人心寒，善怕惊：列缺、合谷、肺俞、公孙。

心疟，令人烦心，欲得清水，寒多不甚热：神门、心俞、公孙。

肝疟，令人色苍，太息，其状若死：中封、肝俞、绝骨、公孙。

脾疟，令人寒，腹中痛，热则肠中鸣，鸣已汗出：商丘、脾俞、三里、公孙。

肾疟，令人洒洒然①，腰脊痛，目眴，手足寒：大钟、太溪、肾俞、申脉、公孙。

胃疟，令人饥而不能食，食而支满腹大：厉兑、商丘、解溪、胃俞、三里、公孙。

疟：才欲热，刺冲阳出血立寒；方欲寒，刺商阳、三间、厉兑、阳谷、隐白、太白、少商、太渊。

凡疟，先头痛及重者，刺上星、百会、悬颅、攒竹；先项背痛者，刺风池、风府、大杼、神道；先腰脊痛者，刺委中出血；先足胫痛者，刺厉兑、阳谷及十指间出血。

风疟，发则汗出恶风：膀胱俞、胃俞、胆俞。

胆疟，令人善惊，睡眠不安：临泣、胆俞、期门、公孙。

先寒后热：后溪、曲池、劳宫、公孙。

---

① 洒洒然：恶寒貌。

先热后寒：曲池、百劳、绝骨、公孙。

大热不退：间使、百劳、绝骨、公孙。

口渴不已：关冲、人中、间使、公孙。

头眩吐痰：合谷、列缺、膻中、中脘、公孙。

骨节酸痛：魄户、百劳、然谷、公孙。

痎疟①：腰俞。

酸疟：后溪、合谷。

久疟不食：公孙、内庭、厉兑。

久疟：中渚、商阳、丘墟。

温疟：中脘、大椎。

温疟汗不出，为五十九刺，热病亦宜之：少泽、关冲、商阳、少商、中冲、少冲左右共十二穴；后溪、中渚、三间、少府左右共八；五处、承光、通天左右共六穴②；临泣、目窗、正营、承灵、脑空左右共十穴；听会、完骨各二；承浆、哑门、百会、神庭、风府、廉泉、风池、风府各二。

又刺热病五十九腧：头上五行，每行五穴，以越诸阳之热逆也。上星、囟会、前顶、百会、后顶凡五穴；次两旁三行，五处、承光、通天、络却、玉枕左右凡十穴；次旁三行，临泣、目窗、正营、承灵、脑空左右凡十穴；大杼、中府、缺盆、风门左右八穴，以泻胸中之热也；气街、三

---

① 痎（jiē 接）疟：两日一发的疟疾。

② 左右共六穴：原作"共六穴左右"，据上下文义乙正。

里、上廉、下廉①左右共八穴，以泻胃中之热也；云门、肩髃、委中、腰俞，八穴以泻四肢之热也；魄户、神堂、魂门、意舍、志室左右凡十穴，以泻五脏之热也。凡此五十九穴者，皆热之左右也。

泄　泻

曲泉　阴陵　然谷　束骨　隐白　中脘　天枢　脾俞　肾俞　三焦俞　大肠俞

食泄痛即欲泄，泄而痛减者是也：上廉、下廉。

暴泄洞泄：隐白、肾俞。

溏泄：太冲、神阙、三阴交。

出泄不觉：中脘。

泄不止：中脘、中极、天枢、神阙。

泄泻不止，里急后重：下脘、天枢、照海、公孙。

寒泻：天枢、中脘、关元、列缺、三阴交。

肠鸣而泻：神阙、水分、三间。

痢　疾

曲泉　太溪　太冲　丹田　脾俞　小肠俞②

赤白痢疾：赤者，内庭、天枢、内关、隐白、气海、照海；如白，里急后重，大痛者，外关、中脘、隐白、天

---

① 上廉、下廉：即上巨虚、下巨虚。

② 小肠俞：原作"小肠"。据《针灸大成》《神应经》改。

枢、申脉。

下利不止：内庭、天枢、三阴交。

赤白痢疾，腹中冷痛：水道、气海、外陵、天枢、三阴交、三里、列缺。

白痢：灸大肠俞。

赤痢：灸小肠俞。

诸 气

气块、冷气，一切气疾：气海。

结气上喘及伏梁气①：中脘。

胁下积气：期门。

奔豚气：期门、章门、中脘、巨阙、气海百壮。

气逆：尺泽、商丘、太白、三阴交。

噫气上逆：太渊、神门。

厥气②冲腹：解溪、天突。

短气：大陵、尺泽。

欠气：通里、内庭。

少气：间使、神门、大陵、少冲、三里、下廉、行间、然谷、至阴、肺俞、气海。

腹中气块：内关。

---

① 伏梁气：亦称伏梁。为脘腹部痞满肿块一类疾病，属五积之心积。《素问·腹中论》："病有少腹盛，上下左右皆有根……病名曰伏梁。"

② 厥气：上逆之气，逆乱之气。

气喘难眠：璇玑、气海、俞府、乳根。

噫气：神门、太渊、太白、少商、劳宫、太溪、陷谷、大敦。

诸　　血

咳血：列缺、三里、肺俞、百劳、乳根、风门、肝俞。

呕血：曲泽、神门、鱼际。

内损唾血：鱼际泻、尺泽补、间使、神门、太渊、劳宫、曲泉、太溪、然谷、太冲、肺俞三壮、肝俞三壮、脾俞三壮。

唾血振寒：太溪、三里、列缺、太渊。

吐血：膻中、中脘、气海、三里、乳根、支沟、肺俞、肝俞、心俞、肾俞。

五脏结热，吐血不已取五脏俞穴并血会治之：心俞、肝俞、脾俞、肺俞、肾俞、膈俞、外关为主，先取之。

六腑结热，血溢妄行取六腑俞并血会治之：外关、胆俞、胃俞、小肠俞、大肠俞、膈俞、膀胱俞、三焦俞。

吐血昏晕，不省人事：外关、肝俞、膈俞、通里、大敦。

虚损气逆，吐血不止：膏肓、丹田、膈俞、肝俞、外关。

阴虚阳乘，血热妄行：外关、中冲、肝俞、膈俞、三里、三阴交。

阳虚阴走，血寒上温：外关、少商、神门、心俞、膈俞、肝俞、三阴交。

血迷血晕：列缺、人中。

气血两蛊：行间、关元、水分、公孙、气海、临泣、照海。

呕　吐

曲泽　通里　通谷　太溪　太冲　胃俞　肺俞　劳宫阳陵　照海　大都　隐白

呕逆：大陵。

呕哕：太渊。

呕脓、呕食：膻中、太白。

胃寒呕吐：内关、内庭、中脘、气海、公孙。

干呕：间使三十壮、胆俞、通谷、隐白。

呕吐痰涎，昏眩不已：公孙、膻中、中魁、丰隆。

霍乱吐泻①

霍乱附老人虚损、手足转筋：承山、临泣、太冲、尺泽、合谷、阳陵泉、照海、阴陵、承山、解溪、太白。

霍乱吐泻：关冲、支沟、尺泽、三里、太白，先取太

---

① 霍乱吐泻：原无，据目录补。

溪、后取太仓①。

呕吐转筋：支沟。

吐泻转筋：京骨、三里、承山、曲池、腕骨、尺泽、阳陵泉、中封。又法，吐泻：取中脘、天枢。

诸积癥瘕痞块

三里　阴谷　通谷　解溪　肺俞　膈俞　上脘　三焦俞　脾俞

食积血瘕：内关、胃俞、行间、气海。

食癥不散，人渐羸瘦：内关、腕骨②、脾俞、胃俞、公孙。

五积痞块：内关、膈俞、肝俞、大敦、气海、照海。

痞块不散：内关、大陵、中脘、三阴交。

胸膈痞结：列缺、涌泉、少商、膻中、内关。

灸痞妙法：章门多灸、痞根穴在十三椎下，去中行三寸半左右，灸七七壮。

腹中气块块头，针二寸半，灸二七壮；块中，针二寸，灸三七壮；块尾，针三寸半，灸七壮。

肿胀附水病五十七刺③

浑身浮肿数穴兼气海，亦治浑身胀满，浮肿生水：曲池、合

---

① 太仓：中脘穴别名。
② 腕骨：原作"脘骨"，据文义改。
③ 附水病五十七刺：原无，据目录补。

谷、三里、内庭、行间、三阴交。

四肢浮肿：曲池、合谷、通里、中渚、液门、三里、三阴交。

风浮身肿：解溪。

肿满，食不化：肾俞百壮。

浮肿不退：人中、合谷、三里、临泣、曲池、三阴交。

水肿：列缺、合谷、腕骨、间使、阳陵、阴谷、三里、曲泉、解溪、陷谷、复溜、公孙、厉兑、冲阳、阴陵、胃俞、水分、水沟、神阙。

水俞五十七穴：长强、腰俞、命门、悬枢、脊中此督脉中行凡五穴；次二行各五穴，白环俞、中膂内俞、膀胱俞、大肠俞、小肠俞；又次二行各五穴，秩边、胞肓、志室①、肓门、胃仓，共二五穴，皆在下焦而主水。夹脐旁边两行各五穴，横骨、大赫、气穴、四满、中注；外次二行，气冲、归来、水道②、大巨、外陵，左右共二十穴，皆水气往来之道路。踝上一行六穴，大钟、照海、复溜、交信、筑宾、阴谷，左右共十二穴，肾之大络并冲脉下行于足。凡此五十七穴，皆脏之阴络，水之所客也治水者当察而取之。详《内经·针刺内》③三十八《素问·水热穴

① 志室：原作"志堂"，据上下文义改。
② 水道：原作"水通"，误。
③ 内经·针刺内："内"通"类"，类别。《内经·针刺内》即《类经·针刺类》。

论》。

鼓肿胀：复溜、公孙、中封、太白、水分。

单蛊胀二症兼气喘者合膻中、天突、俞府：气海、行间、三里、内庭、水分、食关①。

双蛊胀：支沟、合谷、曲池、水分、三里、三阴交、行间、内庭。

水病肿胀：先灸针水分、水道，后针三里、三阴交亦减捷妙法也。

疸　症

黄疸：百劳、腕骨、三里、涌泉、中脘、膏肓、大陵、劳宫、太溪、中封、然谷、太冲、复溜、脾俞。

黄疸，身肿，汗出染衣：至阳、百劳即大椎穴、腕骨、中脘、三里、公孙。

黄疸遍身皮肤、面目、小便俱黄：公孙、脾俞、隐白、大椎、至阳、三里、腕骨。

谷疸食毕则心眩，心中怫郁，遍身发黄：公孙、胃俞、内庭、三里、阴谷、至阳、腕骨、涌泉。

酒疸心中隐痛，面发赤斑，身目俱黄：公孙、胆俞、至阳、委中、腕骨、阴陵泉。

女劳疸身目俱黄，发热恶寒，小便不利：公孙、关元、肾

① 食关：经外奇穴名，在建里穴旁开1寸。

俞、至阳、然骨。

红疸：百会、曲池、合谷、三里、委中。

伤饱身黄：章门。

伤寒发黄：腕骨、申脉、外关、涌泉。

汗　症

多汗，先泻合谷，次补复溜：内庭_补、合谷_泻、复溜_补、大椎。

少汗，先补合谷，次泻复溜：内庭_泻、合谷_补、复溜_泻、大椎。

无汗：上星、哑门、风府、风池、支沟、经渠、大陵、阳骨、腕骨、然谷、中渚、液门、鱼际、合谷、中冲、少商、商阳、大都、委中、阳谷、侠溪、曲泉。

发热盗汗：大椎、杕[1]骨。

汗不出：曲泽、鱼际、少泽、上星、曲泉、复溜、昆仑、侠溪、窍阴。

痹　厥[2]

风痹[3]：尺泽、阳辅、风市、天井、少海、委中。

寒痹：曲尺、列缺、环跳、风市、委中、商丘、中

---

① 杕骨：疑误，当为"柱骨"。
② 痹厥：原作"脾厥"，据目录改。
③ 风痹：原作"风脾"，据《针灸大成》及上下文义改。

封、临泣。

积痞痰癖①：膈俞、膻中、中脘。

寒厥：太渊、液门。

痿厥：丘墟。

尸厥：形如死人，不知人事。百会灸、厉兑灸、列缺、中冲、金门、大都、内庭、隐白、大敦。

逆厥②：阳辅、临泣、章门。如脉绝，灸间使，或针复溜。

四肢厥：尺泽、三里、少海、曲泉、支沟、照海、前谷、太溪、内庭、行间、大都、三阴交。

肠痔大便

肠鸣：三里、陷谷、公孙、太白、章门、三阴交、水分、神阙、胃俞、三焦俞。

肠风：尾闾骨尽处，灸百壮。

肠痈：太白、陷谷、大肠俞。

五痔：委中、承山、飞扬、阳辅、复溜、太冲、侠溪、气海、会阴、长强、合阳、后溪。

大便不禁：丹田、大肠俞。

大便不通：承山、太溪、照海、太冲、太白、章门、小肠俞、膀胱俞。

---

① 积痞痰癖：原作"积脾痰脾"，据《针灸大成》及上下文义改。

② 逆厥：犹"厥逆"。类同"兄弟"之与"弟兄"互倒行文例。

闭塞：照海、章门、太白、支沟。

大便下重：承山、解溪、太白、带脉。

便血：承山、复溜、太冲、太白。

脱肛：百会、尾闾①七壮、神阙随年壮。

血痔泄后痛：承山、复溜。

用力脱肛：照海、后溪、百会、支沟。

脱肛不收：后溪、百会、承山、长强、命门。

久痔：二白在掌后四寸、承山、长强。

痔疾骨疽蚀：承山、商丘。

脏毒，肿痛，便血不已：后溪、承山、肝俞、膈俞、长强、脾俞、精宫②。

阴疝小便

寒疝腹痛：阴市、太溪、肝俞。

疝瘕：阴跷三壮，在足外踝下陷中。主卒疝，小腹痛，左取右，右取左，亦灸月水不调。

卒疝：丘墟、大敦、阴市、照海。

癫疝：曲泉、中封、太冲、商丘。

疝癖，小腹下痛：太溪、三里、阴陵、曲泉、脾俞、三阴交。

疝瘕：阴交、太溪、丘墟、照海。阴疝：太冲、

---

① 尾闾：长强穴别称。

② 精宫：命门穴的别名。

大敦。

肠癖，癀疝，小肠急痛：通谷_{百壮}、束骨、大肠俞。

偏坠木疝：归来、大敦、三阴交。

疝癖：五枢_{燔针刺之}、气海、三里、三阴交、气门^①
_{百壮}。

肾偏坠_{或阴入腹}：大敦。

阴肿：曲泉、太溪、大敦、肾俞、三阴交。

阴茎肿：阴陵、阴谷、太冲、太溪、曲泉、大敦、行
间、肾俞、中极、三阴交。

阴汗：太溪、鱼际、中极、三阴交。

转胞^②不溺：关元。

小便不禁：承浆、阴陵、委中、太冲、大敦、膀
胱俞。

遗溺：神门、鱼际、太冲、大敦、关元。

小便赤黄：阴谷、太溪、肾俞、气海、膀胱俞、
关元。

小便赤如血：大陵、关元。

小便五色：委中、前谷。

阴痿丸骞^③：阴谷、阴交、然谷、中封、大敦。

淋癃：曲泉、然谷、阴陵、行间、大敦、涌泉、气

---

① 气门：经外奇穴名，位于腹正中线脐下3寸，旁开3寸处。
② 胞：原作"饱"，据文义改。
③ 阴痿丸骞：指阴疝阴痿之睾丸上缩疼痛。

门、三阴交。

淋沥：阴谷、关元、气海、阴陵泉、三阴交。

小便不通：阴陵泉、气海、三阴交、阴谷、大陵。

小便滑数：中极、肾俞、阴陵泉、三阴交、气海、关元。

淋涩不通：照海、关冲、阴陵泉、三阴交、合谷。

偏坠水疝、肿大如升：大敦、阑门①_{曲泉旁三寸}、三阴交、膀胱俞、曲泉、然谷、归来、肾俞。

七疝奔豚等症：照海、大敦、阑门、丹田、涌泉、章门、大陵、三阴交。

寒热气淋：阴陵泉。

血淋：照海、阴谷、涌泉、三阴交。

遗精白浊：心俞、肾俞、关元、三阴交、命门、白环俞。

夜梦魂交、遗精不禁：照海、中极、膏肓、心俞、肾俞、然谷。

忧遗失精：曲泉_{百壮}、太冲、中封、至阴、膈俞、脾俞、关元、肾俞、三焦俞、三阴交。

乳弦疝气_{此症非一，或肿，或偏坠疼如升，如鸡子状，按入腹中则作声}：关门、关元、水道、三阴交、海底、归来。又法：照海、带脉、涌泉、太溪、大敦。

---

① 阑门：经外奇穴名，位于曲泉两旁各3寸，主治疝气、奔豚、阴部肿痛等。

心邪癫狂

攒竹、尺泽、间使、阳溪。

癫狂：曲池七壮、小海、少海、间使、阳溪、大陵、阳谷、合谷、鱼际、腕骨、神门、液门、冲阳、行间、京骨、肺俞，以上俱灸之百壮。

癫痫：攒竹、天井、小海、商丘、神门、金门、行间、通谷、心俞百壮、后溪、鬼眼穴①。

癫疾：上星、百会、曲池、风池、尺泽、阳溪、腕骨、解溪、后溪、申脉、昆仑、商丘、然谷、通谷、承山针三分，速出针，灸百壮。

痴呆：神门、少商、涌泉、心俞。

狂言：太渊、阳溪、下廉、昆仑、大陵。

喜笑：水沟、列缺、阳溪、大陵。

喜哭：百会、水沟。

卒狂：少海、间使、合谷。

登高而歌，弃衣而走：神门、后溪、冲阳。

发狂：少海、间使、合谷、神门、后溪、复溜、丝竹空。

狂走：风府、阳谷。

---

① 鬼眼穴：经外奇穴名，出《备急千金要方》。约位于少商穴和隐白穴处，左右手足共4穴。

鬼　邪①

鬼邪：间使、后溪。甚者，针后十三穴：人中三分、少商三分、隐白二分、大陵五分、申脉火针三分、风府二分、颊车二分、承浆二分、劳宫二分、上星二分、会阴三分、曲池火针五分、舌下中缝出血，男子先从左针起，女子先从右针起。

狐魅神鬼迷惑，癫狂：鬼眼穴三壮、七壮。

见鬼：阳溪。

中恶不省人事：人中、中脘、气海、三里、大敦。

诸　痫

百会　鸠尾　上脘　神门　申脉阳跷（昼发）　　照海阴跷（夜发）

附　阳跷诸穴：申脉、附阳、仆参、居髎、肩髃、巨骨、臑俞、地仓、巨髎、承泣、睛明。阴跷诸穴：然谷、交信、照海、睛明。

猪痫如尸厥，吐涎沫：巨阙三壮。又法：涌泉、心俞、三里、鸠尾、中脘、少商、巨阙。

食痫先寒热洒渐，继乃发：鸠尾上五分三壮。又法：鸠尾、中脘、少商。

---

① 鬼邪：原文无，据目录补。

马痫：仆参各三壮。又法：风府、脐中各三壮。又法：照海、鸠尾、心俞。

牛痫：鸠尾三壮。又法：鸠尾、大椎，各三壮。

羊痫：九椎下节间三壮。又法：大椎三壮。

犬痫：两手心，足太阳外踝后一寸宛宛中、肋户或即肋镈①穴，在乳后四寸。

鸡痫：足诸阳。

风痫②手指屈如数物：神庭、素髎、涌泉、合谷、百会、前顶、神阙、鸠尾、丝竹空。

惊痫顶上旋毛中，灸三壮：耳后青络脉上三壮，炷小麦大，尺泽、前顶、少冲、束骨。

五等痫症：上星、足鬼眼、鸠尾、心俞、涌泉、百会。

又法：后溪、神庭、心俞、足鬼眼③、内关。

发 痧

百劳 大陵 委中 水分

黑痧腹痛头疼，发热恶寒，腰背强痛，不得睡卧：百劳、天

---

① 肋镈：经外奇穴名，出《备急千金要方》。位于胸部，乳头向外4寸，当第5肋间隙处。

② 风痫：痫症的一种。《圣济总录》："风痫病者，由心气不足，胸中蓄热，而又风邪乘之病间作也，其候多惊，目瞳子大，手足颤掉，梦中叫乎，身热瘛疭，摇头口噤，多吐涎沫，无所觉知是也。"

③ 足鬼眼：原作"鬼眼足"，据上文乙正。

府、委中、十宣、列缺。

白痧腹痛，四肢厥冷，吐泻，十指甲黑，不得睡卧：大陵、百劳、大敦、十宣。

黑白痧头痛汗出，口渴，泄泻，恶寒，四肢不得睡卧，名绞肠痧。或肠鸣腹响急痛：委中、膻中、百会、丹田、大敦、阴窍、十宣、列缺。

卧　梦

嗜卧：百会、天井、二间、三间、太溪、照海、厉兑、肝俞。

不得卧：太渊、公孙、隐白、肺俞、阴陵泉、三阴交。

魇梦：商丘①。

妇　女

月经不调又法②：公孙、气海、关元、申脉、带脉、天枢、肾俞、三阴交、中极。

月事不利：临泣足、三阴交、中极。

月水断绝：中极、肾俞、合谷、三阴交。

过时不止：隐白。

血崩：气海、大敦、阴谷、太冲、然谷、三阴交、

---

① 丘：此后原衍"田"，据《普济方》《针灸大成》删。
② 又法：疑衍。

中极。

赤白带下：百会、带脉七壮、关元、气海、三阴交、白环俞①，间使三十壮、肾俞、中极、阳交补。

漏下不止：太冲、三阴交。

血崩不止：丹田、中极、肾俞、子宫。

经脉过多：通里、行间、三阴交。

无子：子宫、中极、三阴交。

子多：石门、三阴交。

难产：至阴灸效、合谷补、三阴交泻、巨阙亦治子搁母心，并治胎衣不下。

横生死胎：太冲、合谷、三阴交。

胎衣不下：中极、肩井。

产后血晕：支沟、三里、三阴交。

产后血块痛：气海、三阴交。

产后五心发热，头目晕沉：合谷、百劳、中泉②、心俞、劳宫、涌泉、少商、曲池、肩井。

产后恶露不止：气海、关元、水分、三阴交。

血块作痛：曲泉、复溜、三里、气海、丹田、三阴交、肝俞。

阴挺出：曲泉、照海、大敦。

---

① 俞：原作"玉"，据《针灸大成》改。

② 中泉：经外奇穴名，出《奇效良方》。位于腕背侧横纹中，当指总伸肌腱桡侧的凹陷处。

阴红肿痛：会阴、中极、三阴交。

无乳：膻中灸、少泽补、合谷。

乳肿痛：足临泣。

乳痛：下廉、三里、侠溪、鱼际、委中、少泽、足临泣。又法：膻中、大陵、委中、少泽吹乳妙、俞府，复刺乳痛处。

子宫久冷，不受胎孕：中极、子宫、三阴交。

经水正行，头晕，小腹痛：阳交、内庭、合谷。

月事不来面黄干呕，妊娠不成：曲池、支沟、三里、三阴交。

欲断产①：灸右足内踝上一寸，合谷。

又法：灸脐下二寸三分三壮、肩井。

经正行时，与男子交，时渐赢瘦，寒热往来，或为崩淋，或为咳嗽等症：百劳、肾俞、子宫、大椎、风池、膏肓。

又法：丹田、中极、风门、曲池、绝骨、三阴交。

经候不行，因结成块：针间使。

妇人诸蛊血、水、气、石：膻中、水分治水、关元、气海、三里、行间治血、公孙治血、内庭治石、支沟、三阴交、照海。

女人血分单腹气喘：下脘、膻中、气海、三里、行

---

① 欲断产：欲中断妊娠。

间、照海。

小 儿

大小五痫：水沟、百会、神门、金门、昆仑、巨阙。

惊风：腕骨。

瘛疭，指掣：阳谷、腕骨、昆仑。

摇头张口，反折：金门。

目戴上：百会、昆仑、丝竹空。

赤游风：百会、委中。

吐乳：中庭、膻中上下一寸六分灸。

秋深冷痢：灸脐下二寸及三寸动脉中。

口疮龈蚀：灸劳三穴各一壮。

牙疳蚀烂：承浆。

卒患腹痛，肚皮青黑：灸脐四围各半寸三壮，鸠尾下一寸三壮。

囟门不合：灸脐上、脐下各五分各三壮。

夜啼：百会三壮。

遍身生疮：曲池、合谷、三里、绝谷、膝眼。

热风瘾疹：肩髃、曲池、曲泽、环跳、合谷、涌泉、天井。

浑身红丹：百会、曲池、三里、委中。

急慢惊风：印堂入一分沿皮刺，透攒竹，大哭效，不哭难。急惊泻，慢惊补，出针复灸之。

急惊①，手足抽搐：列缺、印堂、百会、人中、中冲、大敦、太冲、合谷。

慢脾风，目直视，手足搐，口吐沫：大敦、脾俞、百会、上星、人中、列缺。

脐风：然谷灸。

癞疝：章门灸三壮。

疮　毒

疔疮：生面上与目角，灸合谷；生手上，灸曲池；生背上，灸肩井、三里、委中、临泣、行间、通里、少海、太冲。

瘰疬：少海先针皮上，候三十六息，推针入内，须定浅深，追核大小，勿出核，三十二下，乃出针、天池、章门、临泣、支沟、阳辅百壮、肩井随年壮、手三里。

痈疽发背：心俞、肩井、委阳、委中、承扶。又：以隔蒜灸法灸之左右搭手上法，如会阳。

便毒痈疽：昆仑、承山、三阴交。

瘰疬结核：肩井、曲池、天井、三阳络、阴陵泉。

腋肿，马刀疡②：阳辅、太冲。

一切乳病：肩髃、灵道二七壮、温溜小人七壮、大人倍

---

① 急惊：《针灸大成》作"急惊风"，当据补。

② 马刀疡：生于腋下的瘰疬，形如马刀，故名"马刀""马刀疮""马刀侠瘿"。

之、足三里、条口。

乳痈：下廉。

肺痈吐脓：肾俞三七壮、合谷、太渊俱二七壮。

失枕偏项：风门、风池、风府。

胃痈：曲池二穴三七壮、内关七壮。

一切热毒：大陵。

肾痈自肾俞穴起：会阳二七壮。

附骨蛆环跳穴痛，恐生附骨蛆也：大陵、悬钟、骨旋、肘尖七七壮，不愈百壮。

蜂窠疬自左边起如蜂窠状，皆有脓：天池、天井二七壮、三间三七壮，肩髃七壮九壮、曲池，此二穴乃治疬秘法也。

锥锐疬自右边上：肩髃、曲池、天井。

盘蛇疬延颈生者：肩髃、曲池、人迎七壮、肩外俞二七壮、天井二七壮、骑竹马穴①三七壮。

瓜藤疬胸前生者：曲池、少海、骑竹马穴。

马刀腋下生者：渊腋、支沟、外关、足临泣，颈腋俱治。

疬疮出于颊下及颊车边者，当于足阳明经取穴治之，然肩髃、曲池二穴亦妙。合谷、足三里各七壮，已上凡感毒深老，灸后再二三次报之，无有不效。

---

① 骑竹马穴：经外奇穴名，出《备急灸法》。位于背部，以患者手中指尖与肘横纹中点之长度，自尾骨尖端向　上直量，其尽端两旁各一中指同身寸处，约当第九胸椎棘突下旁开1寸处。

瘰疬隔蒜灸法：用独头蒜，凡先从后发核上灸起，至初发母核而止，多灸自效。又方：用癞虾蟆破去肠腹，疬上外以艾，照疬大小为炷。于虾蟆皮上当疬，灸七壮或十四壮，以热气透方炷，亦从后发者灸至初发者而止。如虾蟆皮焦，须移易灸之。灸毕服煎药一剂，其方用：牙皂七个、僵蚕七个、瓜蒌一个连皮切碎、五味子一岁一粒。上四味，水煎浓，外加生煎大黄三五钱，量人虚实用之，一服即消，百试百效，不问已溃未溃，经灸必愈。

瘿瘤：肩髃男左灸十八壮，右十七壮；女右灸十八壮，左十七壮、天突初起者灸之妙、通天、风池、大椎、气舍、云门、臂臑、臑会、中封、冲阳。

身面赘疣：当疣上灸三壮即消，亦有止灸一壮，以水滴之自去。

疮疥：风门、间使、合谷、大陵。

胸前疮疥、瘾疹：曲池。

毒疮久不收口，脓水不臭，亦不歹肉者，内须服补托之剂，外用大附子切片，二三分厚，安疮口上，以艾灸之，或为末，唾和做饼，灸之。亦可隔日再灸，不三五日即平。又用麸面、硫黄、独蒜共捣做饼，二三分厚，安患上，灸三七壮。每三壮一易饼，间日再灸，无弗效者。

五蛊毒注：中脘。

中恶不能食：照海。

疯犬伤：急用火罐拔去恶血，于咬伤灸百壮以后，日日灸之。二日乃止。忌食犬肉，终身慎之。孙真人云：只于咬处一日灸三壮，灸之一百二十日乃止，宜常食炙韭菜，永不再发，亦良法也。

蛇虫诸伤：就咬伤处隔蒜片灸之，三七壮均效。

腋下狐臭：先剃去腋毛，以定粉搽之，六七日后，其中有一点黑者，必孔如针大，或如簪尖，即气窍也，用炷如米大，灸三四壮，永不发。

卷　二①

中　风②

中脏气塞痰上，昏危不省人事：百会、风池、大椎、肩井、间使、曲池、足三里。

凡觉手足挛痹，心神昏乱，将有中风之候，不论是风与气，可依此次第灸之：合谷、风市、手三里、昆仑、申脉、神阙。

凡本中风，神阙最佳，逐散风邪，宣通血脉，其回阳益气之功，有不能尽述者矣。

偏风半身不遂左灸右，右灸左：百会、肩髃、肩井、上关、列缺、手三里、风市、曲池、阳陵泉、环跳、足三里、绝骨、昆仑、申脉。

口眼㖞：针颊车、地仓、水沟、承浆。偏风、口㖞：听会、合谷。

凡口㖞向右者，宜灸左㖞陷中；㖞向左者，宜灸右㖞陷中。均二七粒状，炷如麦粒。

口噤不开：颊车、承浆、合谷。

---

① 卷二：原作"针灸全书卷二"。原书下有"大清道光四年甲申学正道人萧福庵续采"，现按整理规范删。

② 中风：原无，据目录补。

喑哑：天窍、灵道、阴谷、复溜、丰隆、然谷。

戴眼：神庭、脊骨三椎、五椎，各灸五七壮，齐下火立效。

瘫痪：肩井、肩髃、曲池、中渚、合谷、阳辅、阳溪、足三里、昆仑。

角弓反张：百会、神门、间使、仆参、命门、太冲。

风痹不仁：天井、尺泽、少海、阳辅、中渚、环跳、太冲。

厥　逆

厥逆：人中灸七壮，或针透齿，妙、膻中二十一壮、百会。

暴厥逆冷：气海。

尸厥气脱：百会、人中、间使、合谷、关元、气海。

卒忤①：肩井、巨阙。

伤　寒

头痛身热：二间、合谷、神道、风池、期门、间使、足三里。

汗不出：合谷、腕骨、通里、期门、足三里、复溜。

发狂：百会、间使、复溜、阴谷、足三里。

阴症：期门、百会、间使、气海、关元。

---

　　① 卒忤：古病名。忤犯浊恶之气，所致心腹暴痛、闷乱如死之证。即中恶。

声哑：期门、间使、合谷刺、太冲刺。

耳聋：肾俞、偏历、听会。

小便闭：阳谷、关元、阴陵泉。

舌卷囊缩：天突、廉泉、合谷、肾俞、复溜、然谷、血海。

腹胀：太白、复溜、足三里。

余热：曲池、间使、后溪。

虚　劳

虚损痊夏羸瘦：大椎、肺俞、膈俞、胃俞、三焦俞、肾俞、中脘、天枢、气海。

真气不足：足三里、三阴交、长强、四花穴。

骨蒸寒热夜热：大椎、膏肓、肺俞、魄户、脾俞、肾俞、四花穴、间使、足三里。

虚怯饮食不化：膈俞、脾俞、胃俞、中脘、梁门、内关、天枢、足三里。

盗汗：肺俞、复溜、譩譆。

疰，多汗，多汗少力：大横。

下元痪：肾俞、神阙、关元、气海、三阴交此肾于膀胱虚寒，宜多灸。

阴寒腹痛：急用大附子末，唾和作饼，如钱厚，安脐中，以大艾灸之。若仓卒难得，用生姜、葱白切片代之。灸焦，另换待灸，至体温汗出乃止。更灸气海、丹田、关元各二七壮。

血　　症

吐血：大椎、肺俞、心俞、膈俞、肝俞、脾俞、肾俞、脊骨_{详后便血}、中脘。

虚劳吐血：天枢、太渊、通里、大陵、间使、外关_刺、足三里。

怒气伤肝吐血：膈俞、肝俞、间使、足三里。

衄血：上星、囟会、大椎、风门、脊骨_{详后便血}、膈俞、合谷、涌泉。又法：于项后鬓际两筋间宛中穴灸三壮立止。

便血：中脘、气海_{二穴灸。脱血色白，脉濡弱，手足冷，饮食少思，强食即呕，其效如神。}

大便下血，诸治不效者，取脊骨中于脐平，须按有骨高突之处觉酸疼者是穴，方可于上灸之，不酸疼者非也，灸七壮即止。如发，再七壮，永不发。至吐血、衄血一切血症，灸此可除根。

尿血：膈俞、脾俞、三焦俞、肾俞、列缺、章门、大敦。

鼓　　胀①

鼓胀：水沟_{三壮}、水分_{灸之大良}、神阙_{三壮，主水鼓甚妙、}

---

① 鼓胀：原无，据目录补。

膈俞、肝俞、脾俞、胃俞、肾俞、气海气胀，水鼓，黄肿、阴交水肿、石门水肿，七壮、中极水肿、曲骨水肿、章门石水、内关、阴市水肿、阴陵泉、足三里、复溜、解溪虚肿、中封、太冲、陷谷水肿、然谷石水、照海、公孙。以上诸宜择用之。

血鼓：膈俞、脾俞、肾俞、间使、足三里、复溜、行间。

单腹胀：肝俞、脾俞、三焦俞、水分、公孙、大敦。

虚劳浮肿：太冲。

聚积痞块①

积聚痞块：上脘、中脘、幽门、通谷结积留饮、梁门、天枢、期门百壮，治积气上奔甚急欲死者、章门一切积聚痞块、气海百壮，治一切气块、关元百壮，治奔豚气逆，痛不可忍、脾俞、三焦俞。上穴皆可按症选用。

又，宜灸痞块根穴，穴在十三椎下旁开三寸半，以指揣摸，自有动脉是穴。大约穴与脐平，左边多灸，或患左灸右、患右灸左。

肺积名息奔，在右胁下：尺泽、章门、足三里。

心积名伏梁，起脐上，上至心下：神门、后溪、巨阙、足三里。

---

① 聚积痞块：原无，据目录补。

肝积名肥气，在左胁下：**肝俞**七壮、**章门**三七壮、**行间**七壮。

脾积名痞气，横在脐上二寸：**脾俞**、**胃俞**、**肾俞**、**通谷**、**章门**二七壮、**足三里**。上俱七壮。

肾积名奔豚，生脐下，或上下无时：**肾俞**、**关元**癖癖、**中极**脐下积聚疼痛、**涌泉**不可太过，四壮止，炷如麦。

气块：**脾俞**、**胃俞**、**肾俞**、**梁门**疼痛、**天枢**。

心腹胸胁胀痛

诸心痛已详前。

胃脘痛：**膈俞**、**脾俞**、**肾俞**、**内关**、**阳辅**、**商丘**。

腹痛腹胀：**脾俞**、**膈俞**、**胃俞**、**肾俞**、**大肠俞**、**中脘**脾寒、**水分**、**天枢**、**内关**、**石门**心下坚满、**足三里**、**商丘**脾虚腹胀、**公孙**。

小腹胀痛：**三焦俞**、**章门**、**阴交**脐下冷痛、**足三里**、**丘墟**、**气海**治脐下三十六疾，小腹痛欲死者，灸之即生、**太白**、**行间**寒湿①痛。

上气胸背满痛：**肺俞**、**肝俞**、**云门**、**乳根**、**巨阙**、**期门**、**梁门**、**内关**、**尺泽**。

气痛，气膈，上气不下：**天突**、**膻中**、**中府**、**膻俞**②。

绕脐痛大肠病也：**水分**、**天枢**、**阴交**、**足三里**。

---

① 湿：原作"温"，据《类经图翼》改。
② 膻俞：疑误，据《类经图翼》当作"膈俞"。

胁肋胀痛：膈俞、章门七壮、阳陵泉、丘墟三壮。

噎膈

诸膈症：心俞、膈俞、膏肓百壮、脾俞、膻中、乳根、中脘、天府、足三里。俱七壮。

气噎：天突、膈俞、脾俞、肾俞、乳根、关冲三五壮、足三里、解溪、大钟。劳噎：劳宫。思虑噎：神门、脾俞。

咳喘①

咳嗽：天突七壮、俞府七壮、华盖、乳根三壮、风门七壮、肺俞、身柱、至阳十四壮、列缺。

寒嗽：肺俞、膏肓、灵台、至阳、合谷、列缺。

热嗽：肺俞、膻中、尺泽、太溪。

诸喘气急：天突、璇玑、华盖、膻中、乳根、期门、气海、至阳七壮。

哮喘：璇玑、华盖、俞府、膻中、肩井冷风哮，妙，有孕勿灸、太渊、肩中俞风哮，妙、足三里。

小儿盐哮：于男左女右手小指尖上，用小艾灸七壮，不愈再灸。

---

① 咳喘：原无，据目录补。

呕哕气逆①

呕吐气逆：膈俞、三焦俞、巨阙不下食、上脘、中脘呕吐不思饮食、气海、章门、大陵呕逆、间使干呕吐食、后溪吐食、尺泽、太冲冷气吐逆不食。

哕逆：乳根三壮，火到肌即定，其不止者不可救也、承浆、中府、风门、肩井、膻中、中脘、期门、气海、足三里、三阴交。

霍　乱②

霍乱：巨阙、中脘、建里、水分最妙、承筋、承山转筋③、三阴交、照海、大都、涌泉。

转筋，十指拘挛：灸足外踝尖上七壮。

凡霍乱将死者：用盐填脐中，灸七壮，立愈。

凡霍乱吐泻不止：灸中脘、天枢、气海四穴，立止。

干霍乱：急用盐汤探吐，并用盐填脐中，灸之可苏。

翻胃：脾俞、胃俞、膻中、乳根、上脘、中脘、下脘二七壮、水分、天枢三七壮、足三里、大陵。

吞酸④呕吐食不化：日月、中脘、脾俞、胃俞。

嗳气：中脘。

---

① 呕哕气逆：原无，据目录补。
② 霍乱：原无，据目录补。
③ 转筋：原作"转肋"，据《类经图翼》改。
④ 吞酸：原作"天酸"，误，据《神应经》改。

善太息：中封、商丘、公孙。

善悲：心俞、大陵、大敦、玉英、膻中。

气短：大椎、肺俞、肝俞均不语①、天突、肩井、气海、阳兑、内关、尺泽不语、足三里、太冲。

疟　疾②

疟疾：大椎三壮立愈，一日百壮、三椎骨节上灸之，亦可愈、谵谆多汗、章门、间使久疟、后溪先寒后热、环跳、承山、飞阳、昆仑、太溪寒疟、公孙为主、至阴寒疟无汗、脾俞七壮，久疟不愈、黄瘦无力者。

消　渴③

消渴：肾俞、小肠俞。

泻　痢④

泻痢：百会久泻滑脱下陷，者灸三壮七壮、脾俞、神阙中气虚寒，肿痛泄痢，甚妙、肾俞洞泄不止，七壮、承满肠⑤鸣、梁门、中脘、天枢腹痛、石门腹痛、气海、关元久痢，冷痢、腹痛者、三阴交腹满泻泄。

---

① 均不语：指大椎、肺俞、肝俞三穴均治不语。
② 疟疾：原无，据目录补。
③ 消渴：原无，据目录补。
④ 泻痢：原无，据目录补。
⑤ 肠：原作"阳"，据《类经图翼》改。

脾泄色黑：脾俞。

胃泄色黄：胃俞、天枢。

大肠泄色白：大肠俞。

小肠泄色赤：小肠俞。

大瘕泄①，疾痢症也里急后重：天枢、水分以上各二七壮。

肾泻泻于五更之时：命门、天枢、气海、关元。

癫狂痴痫②

癫狂：百会、人中、天窗狂邪鬼语、身柱、神道、心俞、筋缩、骨骶二十壮、章门、天枢、少冲女灸此、手足眼穴、神门、阳溪、足三里、下巨虚、丰隆二七壮、冲阳男灸此、太冲、申脉、照海、厉兑男灸此、劳宫、内关。

痴：心俞、神门。

风痫：百会、上星、身柱、心俞、筋缩、章门、神门、天井、合谷、太冲、阳溪灸此不必合谷，灸合谷不必灸此、足三里。

头面诸症

头风头痛：百会、上星、囟会、神庭、曲差、后顶、率谷、风池、天柱、风门上穴多，一处可愈、通里、列缺偏头

---

① 大瘕泄：古病名，即痢疾，出《难经》。
② 癫狂痴痫：原文中无，据目录补。

痛、阳溪、丰隆、解溪。

面病：颊车面颊肿痛，口急不能嚼，针灸皆可、地仓面颔疮肿、合谷、列缺、陷谷面目壅肿，刺出血，立愈。

眼目疼痛：合谷痛而不明、外关、后溪头目痛。

目眩：通里、解溪。

青盲眼：肝俞、胆俞、肾俞、养老七壮、商阳五壮、光明。

目昏不明：足三里。

风烂眼：肝俞、胆俞、肾俞、腕骨、光明。

耳聋：上星治风聋，二七壮、翳风耳痛，聋，七壮、听宫、肾俞、外关、偏历、合谷。

停耳：听宫、颊车、合谷。

鼻瘜鼻痔：上星流清浊涕、曲差、迎香、囟会七壮，鼻痛，鼻痔、通天七壮，去鼻中臭积、百会、风池、风府、人中、大椎。

鼻渊：上星、曲差、印堂、风门、合谷。

鼻塞不闻香臭：囟会自七壮至七七壮，灸至四日减退，七日顿愈、上星、迎香刺、天柱、风门。

口舌糜烂疳蚀：颊车、地仓、廉泉、承浆、天突、合谷、玉液、金津二穴刺出血，妙、阳陵泉。

齿牙痛：承浆、颊车、耳垂下尽骨上穴三壮如神、肩髃七壮，随左右灸之、列缺七壮立止、鱼际、阳谷上牙、合谷、三间下齿，七壮、足三里上齿痛者，七七壮愈、太溪、内庭下牙。

肾虚牙痛_{出血不止}：颊车、合谷、太溪、足三里。

喉痹，喉癣：天柱、廉泉、天突、阳谷、合谷、少商刺五分、后溪_{乳蛾}、三间、关冲、丰隆、行间、足三里、三阴交。

胸背腰膝病①

龟背：肩中俞、膏肓、心俞、肾俞、曲池、合谷。

鸡胸：中府、膻中、灵道、足三里。

胸背痛：风门。

腰挫闪疼，起止艰难：脊中、肾俞_{三壮、七壮}，命门、腰俞、中膂内俞_{俱七壮}。

腰背重痛难行：章门_{腰脊冷痛}、腰俞_{腰脚肿痛}、委中_{刺出血②}、昆仑_{七壮}。

腰膝酸痛：养老、环跳、昆仑、申脉、阳陵泉_{脚膝冷痹不仁}。

手 足 病③

手足病：手取肩髃，足取环跳。

臂痛不举：肩髃、肩井、渊腋、曲池、曲泽、后溪、

---

① 胸背腰膝病：原作"胸背腰膝"，据目录和上下文义改。
② 委中刺出血：原作"刺出血"，《类经图翼》作"委中刺出血"，义胜，故补。
③ 手足病：原无，据目录补。

太渊_{项强、肘痛、手腕痛}。

手足受湿拘挛：曲池、尺泽、腕骨、外关、中渚。

五痹：曲池、外关、合谷、中渚。

腿叉风：肾俞、环跳、阳陵泉、悬钟、昆仑。

膝风肿痛：天枢、梁丘、膝眼、膝关、阴陵泉、阳陵泉、足三里、太冲_{寒湿}。

脚气：肩井、足三里、阳陵泉、阳辅、昆仑、照海、太冲。

白虎历节风：膝关。

转筋：照海。

足肿腕痛：解溪、丘墟。

寒湿脚疮：解溪、照海。

二 阴 病

梦遗精滑鬼交：心俞、膏肓、肾俞_{灸随年壮，其效立见}、命门_{遗精不禁者，五壮立效}、白环俞_{五十壮}、中极_{随年壮}、三阴交、中封、然谷。

白浊：脾俞、小肠俞、章门、气海、关元、中极、中封。

五淋：膈俞、肝俞、脾俞、肾俞、气海、石门_{血淋}、关元、间使_{能摄心包之血}、血海、三阴交_{劳淋}、复溜_{血淋}、然谷、大敦。

小便不通：三焦俞、小肠俞、阴交、中极_{兼腹痛}、中封、太冲、至阴。

小便不禁：气海_{兼治小儿遗尿}、关元、阴陵泉、大敦、行间治失尿。

大便秘结：章门、阴交、气海、石门、足三里、三阴交、大敦、大都、照海刺、太白刺。

疝气：肩井癫疝、章门、气海、归来、关元主癫疝偏大，灸百壮、冲门、急脉、会阴、三阴交肝疝，脾疝、太溪寒疝、太冲、大敦、隐白脾疝、阑门在阴茎根两旁，各开二寸可是穴，针一寸半，灸二七壮，治木肾①偏坠。

阴痿：命门、肾俞、气海、然谷。

阴挺：曲泉、太冲、然谷、照海。

茎中痛：列缺阴痛尿血、行间。

痔漏：命门、肾俞②、长强五痔便血最效，随年壮灸之、三阴交痔血、承山久痔有效。

脱肛：百会、胃俞、长强。又有洞泄寒中脱肛者，需灸水分穴百壮，内服温补升提及固涩之药，自然取效。

邪　祟③

邪祟《千金方》十三鬼穴，其法，男左女右。一针人中，左下针右出针；二手大指甲下，针三分；三足大指甲下，针二分；四大陵，针五分；五申脉，火针三，针二七分；六大椎上入发，一寸；七耳垂下，五分；八承浆，从左出右；九间使；十上星；十一阴下缝女

----

① 木肾：出《丹溪心法》，睾丸肿大坚硬而麻木无疼痛之病证，多因下焦为寒湿所袭而起。

② 肾俞：原作"肾命"，据《类经图翼》改。

③ 邪祟：原无，据目录补。

玉门头，三壮；十二曲池，火针三，针二七分；十三舌中，以板承舌底，针透板手甲角灸。

凡犯尸鬼暴厥，不省人事，四肢虽冷无气，但目中神采不变，心腹尚温，口中无涎，舌不卷，囊不缩。及未出一时者，尚可刺之复苏也。五邪皆然，此下治法，出《素问》遗篇。

肺虚者，见赤尸鬼：肺俞，刺入一分半，得气则补，留三呼，次进一分，留一呼，徐徐出针；合谷，刺三分，得气则补，留三呼，退一分，留一呼，徐徐出针。

心虚者，见黑尸鬼：心俞，以毫针刺之，得气留补，即苏；阳池，刺同。

肝虚者，见白尸鬼：肝俞，以毫针刺三分，得气留补；丘墟，以毫针刺三分，得气则补，留三呼，腹中鸣者，可治也。

脾虚者，见青尸鬼：脾俞，刺三分，留二呼，进二分，气至，徐徐出针，即苏；冲阳，以毫针刺三分，得气则补，留三呼，次进一分，留一呼，徐徐出针，以手摸之。

肾虚者，见黄尸鬼：肾俞，刺三分，得气则补，留三呼，又进二分，留三呼，徐徐出针。一云，在十五椎下两旁，疑是奇俞，类气海俞也，以上刺法必先以口含针，令温暖而后刺之，则经脉之气无拒逆也。

鬼魅：上星、水沟鬼击卒死、手足鬼眼穴上火，兼治梦魇鬼、鬼击。

妇 女 病

血结月事不调：气海、中极、照海月事不行。

血崩不止：膈俞、肝俞、肾俞、命门、气海、中极下元虚冷，红崩白浊、间使、血海、复溜、行间。①

淋带赤白：命门、神阙、中极七壮，主白带极效，余用前五淋穴。

瘕瘕：三焦俞、肾俞、中极、会阴、子宫、子户。左子宫、右子户，在关元旁各开两寸再开一寸，为气门穴。

不孕：命门、肾俞、气海、中极、子宫、子户、阴廉、然谷、关元灸、照海。

胎屡堕：命门、肾俞、中极、交信、然谷。

产难横生：合谷、三阴交、至阴灸右。

子鞠不能下：巨阙、合谷、三阴交、至阴三棱出血，横生者即转直出。

胎衣不下：三阴交、昆仑。

下死胎：合谷刺，补之即下。

欲取胎：肩井、合谷、三阴交。

产后恶露不止：中极。

欲绝产：脐下二寸三分灸三壮，或至七七壮，即终身绝孕。

---

① 肺虚者……行间：原书此段内容置于后文小儿病"附集成全身灯火歌"之后，乃错版，现据《类经图翼》调整。

小 儿 病

嬴瘦骨立：百劳、胃俞、腰俞、长强。

急慢惊风：百会五七壮、囟会、上星、率谷三壮、水沟、尺泽慢惊、间使、合谷、太冲五壮。

脐风撮口：承浆、然谷。又以小艾炷隔蒜灸脐中，俟口中有艾气，亦有得生者。又法：凡脐风若成，必有青筋一道，自下上行至腹而生两岔，即灸青筋之头三壮截住；若见两处岔，即灸两处筋头上各三壮，十活五六，不则上行攻心而死矣。

附　集成全身灯火歌

仙传神火天然理，始自角孙瘰脉起，听宫曲鬓本神旁，次及天容乃右取，囟会承浆左肩井，曲池合谷诸邪屏，气关已过至神门，右亦如之昏可醒，左乳根中七燋始，左亦如之何待齿，脐下阴交续命关，平平三点凶危止，脊中身柱至长强，肺俞阳陵承山当，昆仑解溪丘墟穴，涌泉右亦放之良。凡用火，无论男女皆从左起，次第当依此诀。

此法治小儿诸风伤寒、一切危急之症。

荆芥、薄荷、防风合明雄，共为末，加麝一分、艾一两，共成麝艾灸法，神效。

校注后记

一、作者与成书考略

《针灸全生》是一部将针灸基础理论及临床技法熔为一炉的针灸学专著，乃清中晚期萧福庵所辑撰。

关于萧氏生平里居，相关文献对其记述均不详，且说法不尽一致，称谓亦殊，如有"萧福庵""肖福庵""学正道人""释子本圆""释本圆"等。据《针灸全书》现存刻本中1824年自序落款"时大清道光四年甲申岁十二月朔四日学正道人活龙冈之西斋"，卷二首页落款"大清道光四年甲申学正道人萧福庵续采"，1831年自序落款"时 大清道光十一年辛卯岁十月上浣日锦城文殊院释子本圆 敬撰"，可初步判断："萧福庵"为其本名，从佛前自号"学正道人"，并可能居住于"活龙冈（未查实具体属地）"，其后于四川成都文殊院落发为僧，号"本圆"，从佛为"释子"。

《针灸全生》的成书，亦非一时而成。据不同版本的两个自序来看，一序作于"大清道光四年甲申岁（1824）"，一序作于"大清道光十一年辛卯岁（1831）"；同时卷二伊始记有"大清道光四年甲申学正道人萧福庵续采"，可推断卷二之前的内容乃于1824年之前所辑撰，卷二于1824年续辑撰而成，首次刊刻于1831年。因卷二是卷一完成后

"续采"而成，故目次、正文均无"卷一"字样。至于萧氏为何于1824年前初辑撰和续辑撰后时隔7年才刊行，可能与当时政治环境有关，即清道光二年（1822），道光帝下令在太医院中废止针灸，作者可能为避风头，或者无法获得有力的出版支持，而暂缓刊行该书。

二、版本的调研和选择

据《全国中医古籍总目》《全国中医图书联合目录》记录的版本情况，分赴中国中医科学院图书馆、泸州市图书馆、成都中医药大学图书馆、河南中医学院图书馆、江西省图书馆、甘肃省图书馆、四川省图书馆7个图书馆进行实地调研。调研中，除因江西图书馆装修和四川省图书馆搬迁，其余各馆所藏版本均查阅了原书。从实际调研结果来看，仅泸州市图书馆目前所藏版本与目录书著录不一致，即该馆现无辛卯刻本和来鹿堂刻本，其余馆藏情况与目录书一致。现存版本及馆藏情况具体见表1。

表1　《针灸全生》现存刻本信息

序号	版本名称	成书年代（公元）	藏书单位
1	清道光十一年辛卯刻本	1831	中国中医科学院图书馆
2	清道光十二年壬辰成都读书堂刻本	1832	成都中医药大学图书馆泸州市图书馆
3	清道光十二年壬辰来鹿堂刻本	1832	江西省图书馆（残）

序号	版本名称	成书年代（公元）	藏书单位
4	清同治八年己巳成都贵文堂刻本	1869	中国中医科学院图书馆 河南中医学院图书馆 成都中医药大学图书馆
5	清四川刻本	不详	四川省图书馆
6	藜照书屋刻本	1915	甘肃省图书馆

调研的各版基本情况如下所述：

1. 清·道光十一年辛卯刻本

"辛卯刻本"为木刻本，刊于1831年，系线装插图版，藏书于中国中医科学院图书馆，分上下两册装订。每半叶高206毫米，宽124毫米，板框高155毫米，宽111毫米。该版本四周左右双边，白口，方形宋体字，单黑线鱼尾，鱼尾之上刻有"同人灸法"书名，部分鱼尾之下刻有该叶的标题。文字部分竖行排版，共9列，每列正体满字24个（部分章节有小号字体，部分章节除首列外有不定数字符缩进）；图片部分每半叶图一幅。无版权页；序为文殊院释本圆所作，正文内容有缺损，经修补后已完善。

2. 清·道光十二年壬辰读书堂刻本

"读书堂刻本"为木刻本，刊于1832年，系线装插图版，分别藏书于泸州市图书馆（图1）、成都中医药大学图书馆（图2）。两馆藏本均有虫蚀现象。

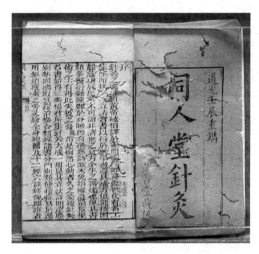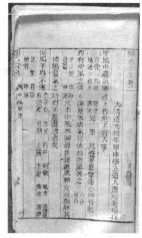

图 1　泸州市图书馆藏书

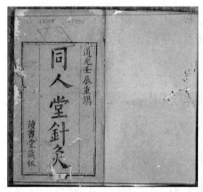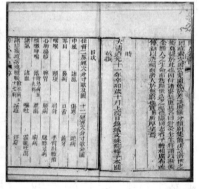

图 2　成都中医药大学图书馆藏书

该本：每半叶高 205 毫米，宽 120 毫米，板框高 155
毫米，宽 111 毫米。四周左右双边，白口，方形宋体
字，单黑线鱼尾，鱼尾之上刻有"同人灸法"书名，
部分鱼尾之下刻有该叶的标题。文字部分竖行排版，
共 9 列，每列正体满字 24 个（部分章节有小号字体，

部分章节除首列外有不定数字符缩进）；图片部分每半叶图一幅。版权页作：道光壬辰重镌同人堂针灸 读书堂藏板；序为文殊院释本圆所作，正文内容保存较完整。

3. 清·同治八年己巳贵文堂刻本

"贵文堂刻本"为木刻本，刊于1869年，系线装插图版，分别藏书于成都中医药大学图书馆（图3）、中国中医科学院图书馆（图4）、河南中医学院图书馆（图5）；其中中国中医科学院图书馆藏本修补成金镶玉，成都中医药大学图书馆藏本保存较完整，河南中医学院图书馆藏本保存较完整。成都中医药大学图书馆藏本：每半叶高201毫米，宽120毫米，板框高155毫米，宽111毫米。该版本四周左右双边，白口，方形宋体字，单黑线鱼尾，鱼尾之上刻有"同人灸法"书名，部分鱼尾之下刻有该叶的标题。文字部分竖行排版，共9列，每列正体满字24个（部分章节有小号字体，部分章节除首列外有不定数字符缩进）；图片部分每半叶图一幅。版权页作：同治八年仲夏月 同人针灸 贵文堂藏板；序一为学正道人所作序；序二为文殊院释本圆所作，正文内容保存较完整。

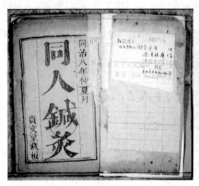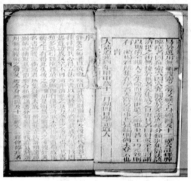

图 3　成都中医药大学图书馆藏书

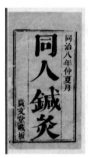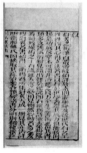　　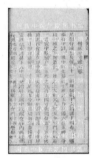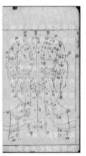

图 4　中国中医科学院图书馆藏书　　图 5　河南中医学院图书馆藏书

4. 藜照书屋刻本

"藜照书屋刻本"为木刻本，刊于 1915 年，系线装插图版，藏书于甘肃省图书馆（图 6），分上下两册装订。每半叶高 183 毫米，宽 120 毫米，板框高 155 毫米，宽 111 毫米。四周左右双边，白口，方形宋体字，单黑线鱼尾，鱼尾之上刻有"同人灸法"书名，部分鱼尾之下刻有该叶的标题。文字部分竖行排版，共 9 列，每列正体满字 24 个（部分章节有小号字体，部分章节除首列外有不定数字符缩进）；图片部分每半叶图一幅。版权页作：民国乙卯仲夏月 同人针灸 藜照书屋藏板；序一为学正道人所作序；序二为文殊院释本圆所作，正文内容保存完整。

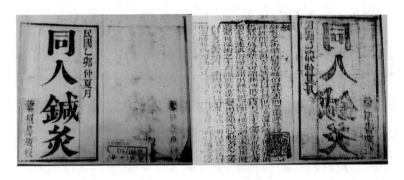

图6　甘肃省图书馆藏书

如上文所述之《针灸全生》六个版刻中，清道光十一年辛卯（1831）始刻本是现存版本中刊行时间最早之版本，该版本馆藏保存较好，虽内容有部分残缺，但已修补，内容完整，字迹清晰。成都读书堂复刻本则刊于翌年（1832），版本馆藏保存亦较完好，内容完整，字迹清晰，印刷质量较佳。在文字内容上，辛卯刻本与读书堂刻本内容、字体、排版一致，二本为目前最佳版本。但前者稍有残缺，缘此，本次整理以清道光十二年读书堂复刻本为底本。

清同治八年己巳（1869）成都贵文堂翻刻本乃清道光之后的又一刻本，时越三十余年，应属初刻本与复刻本之最佳参照系，矧此本亦字迹清晰，内容完好，而稍早的道光十二年壬辰来鹿堂刻本有残缺。《针灸全生》较多内容直接采撷于《针灸大成》，我们将《针灸全生》清同治八年己巳（1869）成都贵文堂刻本和《针灸大成》并选作主校本，《针灸大成》则采用人民卫生出版社1961年排印本。

除《针灸大成》外，《针灸全生》还大量参阅、辑掇了其他医籍内容，如《素问》《灵枢》《针灸甲乙经》《铜人腧穴针灸图经》《神应经》《玉龙歌》《针方集》《类经图翼》《医宗金鉴》等，而《神应经》《玉龙歌》《针方集》的内容又保留在《普济方》《医学纲目》《针方六集》之中。于是，我们将《普济方》《医学纲目》《针方六集》《类经图翼》《素问》《灵枢》《针灸甲乙经》《铜人腧穴针灸图经》《医宗金鉴》列作参校书。版本选择如下：

《素问》选明顾从德影宋刻本，《灵枢》选明嘉靖赵康王府居敬堂刻本。

《针灸甲乙经》选用明万历新安吴勉学校刻《古今医统正脉全书》本，并参以1981年东洋医学研究会所影印的《东洋善本医学丛书》影日本静嘉堂文库藏清陆心源皕宋楼藏明末蓝格抄本。

《铜人腧穴针灸图经》选用李戎点校之《补注铜人腧穴针灸图经》本。

《普济方》选用上海古籍出版社1987年影印文渊阁《四库全书》本，并参考人民卫生出版社排印本。

《医学纲目》选用明嘉靖四十四年曹灼刻本，并参考人民卫生出版社点校本。

《针方六集》选用明万历四十六年（1618）程标初刻本，并参考黄龙祥等《针灸名著集成》本。

《类经图翼》选用明天启四年（1624）会稽初刻本，并参考人民卫生出版社排印本。

《医宗金鉴》选用较为通行的人民卫生出版社排印本。

除了这些参校书外，我们在校注工作中，还稽核了大批相关医籍和经史百家典籍（包括文献语言学典籍）。

三、内容源流考证

《针灸全生》主要由卷首、卷一、卷二共三个部分所组成。一般的说法是："卷首"内容十四经穴歌来自于《针灸大成·考证穴法》和《医宗金鉴·刺灸心法要诀》；"卷一"内容来自于《针灸大成》卷八"证治""诸证针灸治疗"；"卷二"内容则为萧氏自身临床经验之总结。然而，真实的情况并非如此简单。

以形成书之主体内容的"卷一""卷二"为例，既非仅源自《针灸大成》，又非全系萧氏临床经验之总结。统而言之，《针灸全生》的内容，参阅、辑录了多种医籍文献（即"源文献"），而以《针灸大成》为多。

四、学术思想及价值

《针灸全生》内容丰富，就医学贡献而论，书中收载了类属今之针灸基本理论、经络、腧穴、临床等众多内容。如我们据补作"卷首"的第一部分，即属今针灸学基础内容，收载了经络腧穴定位，并配有经穴图22幅。主要采自《医宗金鉴·刺灸心法要诀》的十四经穴七言歌诀，内容涵盖经脉腧穴及其定位，朗朗上口，易于传诵。而编排顺序也与以往针灸医籍不同，依次为：任脉经穴分寸歌、督脉经穴分寸歌、足太阳膀胱经经穴分寸歌、足太阴脾经经穴分寸歌、足少阳胆经经穴分寸歌、手阳明大肠经经穴分寸歌、足阳明胃经经穴分寸歌、手太阳小肠经经穴分寸歌、手太阴肺经经穴分寸歌、手厥阴心包络经经穴分寸歌、足少阴肾经经穴分寸歌、足厥阴肝经经穴分寸歌、手少阴心经经穴分寸歌、手少阳三焦经经穴分寸歌。

第二部分属针灸临床内容，以"针灸全生卷一""针灸全生卷二"分列。其间记载了内科病证35种、妇科病证32种、小儿病证21种、外科病证32种。各病证下，又做了更加详细的分型，同时制定了相应的针方灸方与针灸忌宜，对临床有很好的指导作用。

在编排体例上，萧氏注重临床经验的总结，内容分门别类，对病证的记述并非简单地按《针灸大成》卷八之内容进行编排，而是将《针灸大成》中不同卷同种病证有关症状的针灸处方汇于一处。兹以中风为例，《针灸全生》卷一"中风"共45个条目的来源，30处出自《针灸大成》卷八，8处出自《针灸大成》卷九，4处出自《针灸大成》卷五，另有3处未知其来源。相对《针灸大成》而言，《针灸全生》中部分关于病证处方的记载更为精简。正如萧氏自序所言"使按症易于选用，无烦搜索之劳"，条理清楚，便于检索，"济世之术，莫捷于此"。这也是本书的显著特色之一。

卷二记载了内科病证22种、妇科病证13种、小儿病证3种，内容多为萧氏借鉴先贤理法后结合自身之临床经验的总结，是对卷一的补充。

总体而言，本书卷一、卷二关于病证的记载中，以中风、伤寒记载内容最多，分类亦最为详细。而关于内、外、妇、儿及杂病的记载中，以诸风、伤寒、厥逆、虚劳、血症等内科病证为主。

需要指出的是，本书记载了不少古病名、难治恶证及其治法，这对于古代针法灸法的传承、疑难疾病证治经验的总结提高有重要意义。

《针灸全生》的学术思想，从医学方面考量，概而简言之：重视经络腧穴选取的准确性、定位的便捷性、运用的安全性；注重循经取穴；重视图文注解、歌诀传诵；提倡"针灸药并用"的诊疗手段；注重古今疾病诊治规律的认识与传承；重视对经验疗法加以总结；重视针灸对危急重症的治疗等。

总 书 目

I

本　草

V